ネウボラから学ぶ児童虐待防止メソッド

編集

横山　美江　　大阪公立大学大学院看護学研究科教授

執筆（執筆順）

横山　美江　　大阪公立大学大学院看護学研究科教授

トゥオビ・ハクリネン　　フィンランド国立健康福祉研究所母子保健部門研究総括部長

上野　里絵　　東都大学幕張ヒューマンケア学部看護学科教授

長田　洋和　　国立国際医療研究センターグローバルヘルス政策研究センター特任研究員

トゥッティ・ソランタウス　　フィンランド国立健康福祉研究所名誉教授／
　　　　　　　　　　　　　　フィンランドメンタルヘルス協会

ミンナ・エバスオヤ　　フィンランドエスポー市保健師

ヘレナ・ペイヴィネン　　タンペレ大学社会科学部

マリタ・フッソ　　タンペレ大学社会科学部

サツゥ・リィドマン　　タンペレ大学社会科学部

ヘリ・シルタラ　　ユヴァスキュラ大学心理学部

アーノ・ライティラ　　ユヴァスキュラ大学心理学部

ユハ・ホルマ　　ユヴァスキュラ大学心理学部

藪長　千乃　　東洋大学国際学部教授

江崎　治朗　　広島大学客員准教授

小笹　美子　　徳島文理大学保健福祉学部看護学研究科教授

天野由美子　　前・島田市健康づくり課健康支援係

鈴木　仁枝　　島田市健康づくり課技監

医学書院

JN048712

編者紹介

横山 美江　Yoshie YOKOYAMA

千葉大学看護学部卒。2004 年から岡山大学医学部保健学科教授，2007 年から大阪市立大学大学院教授に就任，現在に至る（2022 年より大阪公立大学に名称変更）。2007 年からフィンランドの University of Helsinki の客員研究員となり，フィンランド国立健康福祉研究所などの国際研究機関と共同研究を推進。専門分野は，公衆衛生看護学。

ネウボラから学ぶ児童虐待防止メソッド

発　行　2022 年 10 月 15 日　第 1 版第 1 刷ⓒ

編　集　横山美江

発行者　株式会社　医学書院

　　　　代表取締役　金原　俊

　　　　〒113-8719　東京都文京区本郷 1-28-23

　　　　電話　03-3817-5600（社内案内）

印刷・製本　真興社

ISBN978-4-260-05045-6

はじめに

　わが国では，他国に例を見ないスピードで少子高齢化が進展し，核家族化や地域コミュニティの脆弱化などにより，地域社会における子育て支援力も低下しています。このような社会情勢の中，日本の母子保健活動はハイリスクアプローチに重点をおいて活動していますが，児童虐待相談対応件数は増加の一途をたどっており，虐待死亡事例も横ばいの状態です。これらのことは，これまでの対策では児童虐待予防に十分な効果が得られにくいことを示しているものと思われます。

　一方，日本の母子保健政策である健やか親子21（第2次）では，「すべての子どもが健やかに育つ社会」を目指して，「切れ目ない妊産婦・乳幼児への保健対策」が基盤課題の一つとして掲げられています。この切れ目ない支援は，フィンランドのネウボラがモデルとなったと言われています。フィンランドの母子保健システムは，世界的にも最も高い評価を受けており，優れたシステムを有しています。フィンランドの母子保健の中核を担うネウボラの保健師は家族と信頼関係を築き，家族の抱える繊細な問題でさえ早期に発見し，早期支援につなげています。フィンランドにおいても，精神健康問題，ひとり親家庭などさまざまな問題を抱える家族がいるにもかかわらず，このような優れた母子保健システムにより，深刻な児童虐待の発生は極めて少なくなっています。フィンランドでは，予防の強化と家族機能の維持，そして子どもの最善の利益の尊重を重視して，予防を公的責務として明確に位置付けるとともに，監護権の制限（児童保護）は最後の手段であるとしています。

　本書は，フィンランドの保健師（助産師）などの専門職がどのように子どもを持つ家族を支援しているか，なぜ児童虐待予防に大きな効果を発揮しているかなどの方策を，フィンランドの専門職にもご執筆いただき，具体的に紹介したものです。本書が，各自治体において児童虐待予防の方策を検討されるときのご参考になれば幸いです。

　最後に，今回の企画の実現にご尽力いただきました医学書院看護出版部の編集のみなさまに厚く御礼申し上げます。後に，この著書を手にとっていただきました読者の皆様に，心から感謝申し上げます。ありがとうございます。

2022年9月

横山美江

目次

第3章　家庭内暴力・児童虐待が起きている（と思われる）場合の対応

装丁・本文デザイン / トップスタジオデザイン室（轟木亜紀子）

第 1 章

フィンランドの親子保健・児童虐待防止

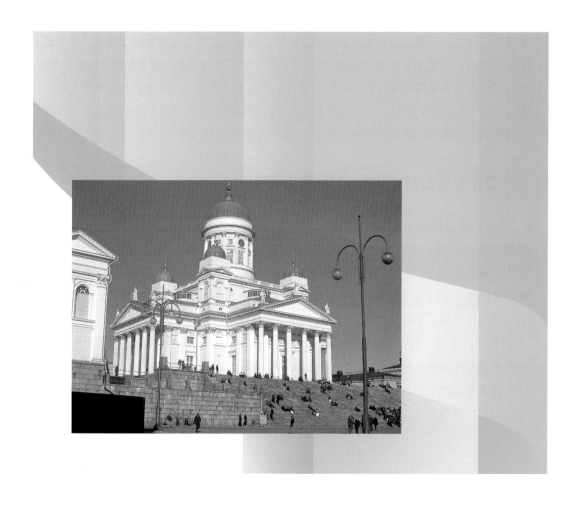

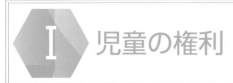

I　児童の権利

横山美江

国連の児童の権利に関する条約

　子どもは誰しもが安全に幼少期を過ごす権利を有している。中でも，暴力から守られる権利は非常に重要な権利の一つである。心身ともに健康的に成長していくには，親をはじめとする大人の愛情や保護を受ける必要がある。一方で，保護者からの虐待や不適切な養育を，子ども自身が不当な権利侵害と認知して自力で避けることは，年齢が低ければ低いほど困難である。虐待や不適切な養育は，心身の成長発達過程や成人後の生活にまで多大な影響が及ぶことから，最も深刻な子どもの権利侵害と言える。

　国連では，1989 年の総会において「児童の権利に関する条約」を採択した。その第19 条 1 には，「締約国は，児童が父母，法定保護者又は児童を監護する他の者による監護を受けている間において，あらゆる形態の身体的若しくは精神的な暴力，傷害若しくは虐待，放置若しくは怠慢な取扱い，不当な取扱い又は搾取（性的虐待を含む）からその児童を保護するためすべての適当な立法上，行政上，社会上及び教育上の措置をとる」と明記されている。国際条約の中に児童虐待やネグレクトが明記されたことは初めてであり，画期的であった。

フィンランドにおける児童の権利

　「児童の権利に関する条約」の採択を受けて，フィンランドではさまざまな政策が推進されている。フィンランドでは子どものウェルビーイング（身体的にも，精神的にも，社会的にもすべてが満たされた状態）に対する第一の責任者は，親やその他養育者にあると法で定めている[1]。さらに，親子保健や保育などに関わる公的機関は，育児状況を把握し必要な援助を十分に早い段階で提供するために努力すべきと規定している[1,2]。また，自治体の関連部局に，子どもの心身の健康状態や養育状況をモニタリングし，成長・発達を支援する義務を課している[1-3]。

　このような規定のもと，ネウボラにおいても児童虐待を予防するための対応がなされており，親権者などの体罰禁止についても指導されている。

表 1-1　日本における児童虐待防止に関する法律の改正の歩み

成立年	法律	内容
2000 年	児童虐待の防止等に関する法律（平成 12 年法律第 82 号）	・子どもに対する虐待の禁止，児童虐待の定義，虐待の防止に関する国および地方公共団体の責務，虐待を受けた子どもの保護のための措置等
2004 年	児童虐待の防止等に関する法律の一部を改正する法律（平成 16 年法律第 30 号）児童福祉法の一部を改正する法律（平成 16 年法律第 153 号）	・子ども虐待の定義の拡大，国および地方公共団体の責務等の強化，児童虐待の通告義務の範囲の拡大，子どもの安全の確認および安全の確保に万全を期すための規定の整備，児童家庭相談所に関する体制の充実，児童福祉施設，里親等の見直し，要保護児童に関する司法関与の見直し
2007 年	児童虐待の防止等に関する法律及び児童福祉法の一部を改正する法律（平成 19 年法第 73 号）	・児童の安全確認等のための立入調査等の強化，保護者に対する施設入所等の措置のとられた児童との面会または通信等の制限の強化，児童虐待を行った保護者が指導に従わない場合の措置を明記
2011 年	児童福祉法及び民法等の一部を改正する法律（平成 23 年法律第 61 号）	・親権停止および管理権喪失の審判等について，児童相談所長の請求権付与 ・施設長等が，児童の監護等に関し，その福祉のために必要な措置をとる場合には，親権者等はその措置を不当に妨げてはならないことを規定 ・里親等委託中および一時保護中の児童に親権者等がいない場合の児童相談所長の親権代行を規定等
2016 年	児童福祉法等の一部を改正する法律（平成 28 年法律第 63 号）	・児童福祉法の理念の明確化，母子健康包括支援センターの全国展開，市町村および児童相談所の体制の強化，里親委託の推進等
2019 年	児童虐待防止対策の強化を図るための児童福祉法等の一部を改正する法律（令和元年法律第 46 号）	・児童の権利擁護（親権者等による体罰の禁止），児童相談所の体制強化，関係機関間の連携強化等の所要の措置等

日本における児童の権利

　日本は 1989 年に国連の「児童の権利に関する条約」を批准し，子どもの権利擁護のための取り組みが展開され，子どもへの虐待防止に関する法整備が行われてきた（表 1-1）。2019 年には「児童虐待防止対策の強化を図るための児童福祉法等の一部を改正する法律」が成立し，親権者等による体罰禁止が盛り込まれた。

　なお，日本における児童虐待に関わる関係法令と諸制度については，第 4 章（p.132）に詳細に解説しており，そちらを参照されたい。

家庭内暴力および児童虐待

　暴力とは，身体などに対して乱暴な力や行為を故意に使うこと，あるいは，それによって脅すことをいい，かつ心理的，ないし性的な損傷を与えるような，ありとあら

ゆる行為や行動を意味する[4]。

　児童虐待には，身体的虐待，心理的虐待，ネグレクト，および性的虐待がある。本書では，主に身体的虐待，心理的虐待，ネグレクトの予防および対応について解説する。身体的虐待は，子どもの健康，生存，発達または尊厳を傷つける結果となる，もしくはそうなる可能性が高い，子どもに対する身体への乱暴な力の意図的な使用を指す[5-7]。心理的虐待は，言葉による脅し，無視，きょうだい間での差別的扱いなどであり，特に家族内での暴力（DV）の目撃は児童虐待の形態の1つであるとされている（面前 DV）。きょうだいに虐待行為を行うなども含まれる。面前 DV は，両親の間やその他世話をする人の間での身体的暴力を目撃したり，暴力の結果を見たり（例：あざや壊れたもの），暴力に関する音や言い争いを聞いたり，その存在に気付くことである[7]。ネグレクトは，家に閉じ込める，食事を与えない，ひどく不潔にする，重い病気になっても医療機関に連れて行かないなどの，必要な養育のニーズを満たさないことを指す[6]。

文献

1）Child Welfare Act 417/2007.
　　www.finlex.fi/fi/laki/kaannokset/2007/en20070417.pdf
2）Health Care Act 1326/2010 English.
　　www.finlex.fi/en/laki/kaannokset/2010/en20101326/
3）Social Welfare Act 1301/2014.
　　www.ilo.org/dyn/natlex/docs/ELECTRONIC/101111/121647/F59270282/FIN101111Finnish.pdf
4）Kansallinen Äitiyshuollon Asiantuntijaryhmä, et al：Äitiysneuvolaopas Suosituksia äitiysneuvolatoimintaan, 2013.
　　www.julkari.fi/bitstream/handle/10024/110521/THL_OPA2013_029_verkko.pdf?sequence=3&isAllowed=y
5）WHO, International Society for Prevention of Child Abuse and Neglect：Preventing Child Maltreatment：a guide to taking action and generating evidence, 2006.
　　apps.who.int/iris/bitstream/handle/10665/43499/9241594365_eng.pdf?sequence=1
6）厚生労働省：児童虐待の定義.
　　www.mhlw.go.jp/stf/seisakunitsuite/bunya/kodomo/kodomo_kosodate/dv/about.html
7）Olofsson N, Lindqvist K, et al：Physical and psychological symptoms and learning difficulties in children of women exposed and non-exposed to violence：a population-based study. Int J of Public Health, 56（1）：89-96, 2011.

Ⅱ フィンランドの親子保健・児童虐待防止の特徴

横山美江

親子保健の中核をなすネウボラ

　日本では，妊娠がわかれば，向かう先は医療機関あるが，フィンランドでは妊娠がわかれば，向かう先は医療機関ではなく，ネウボラである。妊婦とその家族はネウボラを定期的に受診する（図 1-1）。「ネウボラ neuvola」とは，フィンランド語で「ア

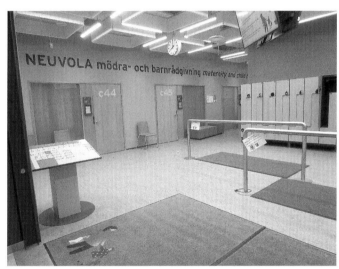

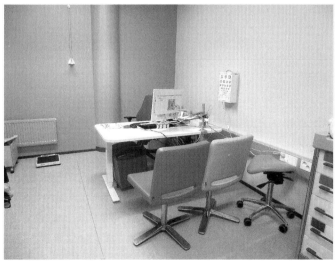

図 1-1　ネウボラの様子
（上：ネウボラの入り口，下：診察室）

ドバイスの場所」を意味している（「ネウヴォ neuvo」が「アドバイス・情報」の意味）[1]。ネウボラは，妊娠期から就学前にかけての子どもと家族を支援するための地域拠点であり，担当保健師と担当医が中心となって支援に当たっている。

ネウボラの保健師はネウボラに常駐しており，地区（多くの場合，学校区）を担当している。その地区に在住する子どもを持つ家族に対して，健康診査（以下，健診）などの保健事業を通じて継続的に支援を行う[1,2]。一方，ネウボラの医師は，複数のネウボラを巡回しながら健診などのサービスを提供している。

ネウボラには，「妊産婦ネウボラ」と「子どもネウボラ」があり，妊婦とその配偶者（パートナー）は妊産婦ネウボラを受診し，産後は子どもネウボラを受診する。近年では，妊産婦ネウボラと子どもネウボラを統合した「統合型ネウボラ」も設置されており，統合型ネウボラが増加しつつある。これは，同じ担当者からサービスを提供する方が利用者の満足度などが高いことが報告され[3-5]，国が統合型ネウボラの設置を推奨しているためである。国は利用者目線の業務改善により支援の向上を目指すとともに，全国どこでも質の高い均一のサービスを受けることを保証している[1]。

ネウボラでは，妊娠中や産後を通じて同じ担当保健師や担当医が継続的に支援しているため，家族との信頼関係を構築しやすい。ネウボラの医師の健診の目的は，子どもが無事に生まれ，発育や発達のチェックをすることである。ネウボラの保健師の役割は，親としての心構えをサポートすることに重点をおいている。健診時に時間をかけて相談することにより，親教育につなげ，産後もスムーズに育児できるよう支援している。

なお，ネウボラの担当保健師による健診の回数は，担当医による健診よりも圧倒的に多い（後述）。そのため，保健師は家族にとってより身近な健康相談の窓口となっている。こうしたことからフィンランド人の，保健師やその活動に対する認知度は非常に高い。

妊産婦ネウボラ

妊産婦ネウボラ（統合型ネウボラにおける産前）では（図 1-2），健診などの保健事業のほか，初めて妊娠をした夫婦（カップル）に対して両親教室も実施される。両親教室の回数は法律で規定されておらず，自治体ごとに実施回数は異なっている。

妊娠期間中における定期健診は，初産婦に対して少なくとも9回，経産婦に対して少なくとも8回実施される。健診は担当保健師（助産師）によって行われるが，うち2回は担当医による診察も実施される。また，うち最低1回は総合健診が実施される。総合健診とは，日本にはない制度であるが，家族全員を対象とした健診である。

ネウボラの従事者向けガイドラインにおいて健診では十分な時間を取ることとされており，定期健診ではおおよそ30分から1時間，総合健診では1時間から1時間30

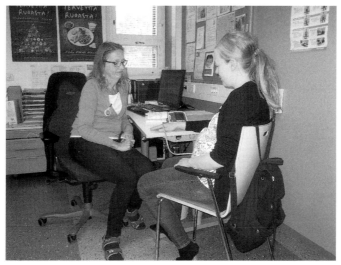

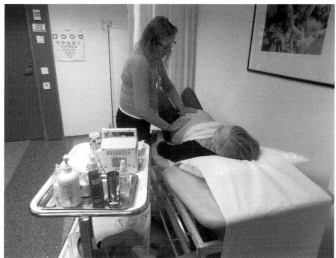

図 1-2　妊産婦ネウボラの様子

分程度，個別に実施されている[1,2]。このような取り組みにより，家族が抱える特別な支援ニーズを早期に探知できる[6]。

　さらに，ネウボラでは担当保健師による家庭訪問も実施される。初産婦に対しては，2回の家庭訪問を行う。1回は妊娠期間中（妊娠30～32週目）に実施される。フィンランドでは産後48時間で自宅に戻ることができ，産後の育児の支援体制として，もう1回は産後（帰宅後1～7日）に行われる。経産婦に対しては，1回の家庭訪問を，産後（帰宅後1～7日）に行う。

　出産直後にも2回の健診が実施され，担当医，または担当保健師が行う。これらを合計すると，初産婦は最低11回，経産婦は最低10回の定期健診を受診することになる。

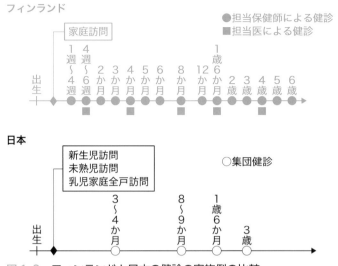

図 1-3　フィンランドと日本の健診の実施例の比較
フィンランドの健診の回数に関しては，国が提言を出している。利用するかどうかは利用者自身の判断に委ねられており，任意である。しかし，フィンランドの家族のほとんどがネウボラの健診を利用しており，信頼が厚い。
日本の実施状況はあくまで一例であり，ここに示す以外の時点でも設定している自治体もある（1 歳 6 か月・3 歳児健診は法定）。

子どもネウボラ

　産後も同様に，子どもネウボラ（統合型ネウボラにおける産後）の担当保健師および担当医は，家族に対し継続的な定期健診等の保健事業の提供を通じて就学前まで支援する。子どもネウボラでは，担当保健師による定期健診が最低 15 回行われる（図 1-3）。うち，5 回は担当医による診察も行われる。さらに 5 回中最低 3 回は総合健診が行われ，4 か月児，1 歳 6 か月児，および 4 歳児を持つ家族に対して実施される。また，担当保健師による家庭訪問が最低 1 回行われる。

Column　ネウボラの保健師と助産師　　　　　　　　　　　　　横山美江

妊産婦ネウボラでは保健師や助産師が常駐して利用者に対して支援をしている。一方，子どもネウボラでは保健師のみが常駐して利用者に対して支援をしている。子どもネウボラでは助産師が勤務することはできない。なお，フィンランドの多くの助産師は，医療機関で勤務しており，経腟分娩における会陰切開も助産師が担うなど，日本よりも産科領域における助産師の裁量権が大きい。

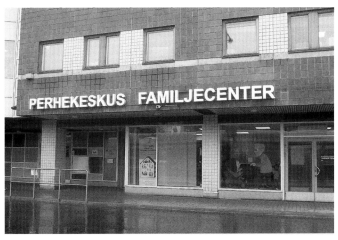

図 1-4　ファミリーセンターの外観

ファミリーセンター

　ファミリーセンターは，一つの建物に，妊産婦ネウボラや子どもネウボラ，何らかの課題を抱える家族が利用する専門機関が集約された機関である（図 1-4）。ネウボラ，心理療法部門，予防歯科，理学療法部門，言語療法部門，児童相談所，障がい者サービスが併設され，必要に応じて連携している。

　ファミリーセンターの目的は，基本的なサービスの提供，複数の専門職のチームワークによる福祉の向上，健康増進を促すための情報のデジタル化である。従来の妊産婦ネウボラや子どもネウボラでの担当保健師が核となる連携方法では，担当保健師が連絡調整や事後処理に追われ業務量が膨大になり，マンパワー不足に陥るという課題があった。ファミリーセンターのメリットとして，短期的には連絡調整の効率化による時間・労力・場所・経費の削減，長期的には利用者の問題の芽を早期に把握し，早期に連携して対処できることが挙げられる。

　また，前述の通りファミリーセンターでは児童相談所を併設している。フィンランドでも，児童相談所への相談は虐待をしている家族などのレッテルを貼られるという恥の感覚がある。ファミリーセンター内にある児童相談所への相談であれば，周囲からは妊産婦ネウボラや子どもネウボラに来ていると思われ，相談の障壁を減らすことができる。

ネウボラ以外の親子支援とネウボラとの関係

学校保健・学生保健

　フィンランドにおける教育は大学院博士課程に至るまで無償で，すべての人に平等な機会を提供している。教育制度にはいくつかのレベルがあり，そのうち義務教育は，

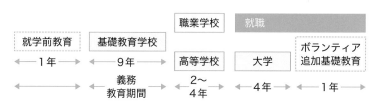

図1-5　フィンランドの教育制度
日本の学校保健における定期健診は集団健診が基本だが，フィンランドの学校保健・学生保健における健診はネウボラと同様に個別健診であり，年1回実施される。

6歳児のための就学前教育（1年間）と7歳から16歳までの子どものための基礎教育（9年間）から構成されている（図1-5）。この義務教育期間の行政サービスを「学校保健」，職業学校あるいは高等学校，大学での保健サービスを「学生保健」という。

　学校保健では1人の保健師が500～600人の生徒を担当することが推奨されており，小規模の学校へは巡回型で対応している。学校における保健活動についても法律で定められており，基礎教育学校では，5年生（11歳）・8年生（14歳）時は医師の診察を含めた健診，それ以外は保健師の健診となる。医師の健診時には両親も同席し，家族全体の状況，学校生活，健康に関する指導，喫煙や薬物乱用に対する予防教育も行う。学校保健における健診の所要時間は1人30分～1時間である。

　高等学校では，1年生（16歳）時に保健師の健診，2年生（17歳）時に医師の診察がある。また，男性は徴兵*前に健診（入隊前検査）を受けなければならない。

家族ネウボラ

　家族ネウボラ（図1-6）は，子どもの成長・発達，あるいは家族の相互コミュニケーションなどに問題や課題がある場合に多職種のチームで支援を行う社会福祉部門のみを有しており，保健部門の妊産婦ネウボラや子どもネウボラとは独立した機関である。幼児期後期から基礎教育学校まで（5～16歳）の子どもを持つ何らかの問題や課題を抱えた家族が対象となる。

　家族ネウボラは，心理カウンセラー，児童精神科医，ソーシャルワーカーが配置されており，子どもや親の相談に応じている。家族のコミュニケーションの課題が子どもに影響を与えているケース，離婚に伴う子どもの養育について法的措置の調整が必要なケース，児童相談所の保護にまで至らないケースなどに対応している。また，現状調査を実施し，心理療法士の介入，ピアグループによる支援，学校や児童相談所，あるいは精神科医療機関などと連携し，支援を行っている。

＊　　フィンランドは徴兵制を採用しており，18歳以上のすべての男性に6～12か月の兵役を課している。1995年から女性が志願して兵役に就くことや将校となることも認められるようになった。

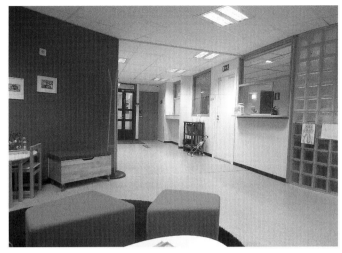

図 1-6　家族ネウボラの待合室

■ネウボラと関係機関との連携

この他，支援につなげた後の確認，ネウボラにおける面接への関係機関の職員の同席，検討会議など個々のケースや自治体の状況に応じた工夫がなされている。特に，児童相談所の介入が必要なケースは，ネウボラの担当保健師との面接の際に児童相談所の職員が出向いて一緒に相談をするという連携もなされている。

ネウボラの利用者が転居した際には，子どもや親の承諾を得て，転居先の自治体に引き継ぎを行う。受け入れ先の自治体では，転居後に健診に来ない場合は家族に連絡をして健診受診を促している。

障がい児に対しては，福祉サービスやソーシャルワーカーの支援もなされている。学校入学時は，障がいの程度や幼少時からの経過を勘案して進路や支援方針が検討される。

■保健・医療における情報管理

ネウボラと関係機関との連携に当たっては，医療と保健に共通の電子システムが利用されている。ネウボラでの健診の記録は，この電子システムに入力され，関係機関と情報が共有されている。就学時には，電子システムの情報は学校保健に引き継がれる。子どもが 10 歳になると，親であっても勝手にシステムの情報にはアクセスすることができなくなる。学校卒業後は本人が情報へのアクセスを制限することができる。本人が許可を与えれば，医療機関などが情報にアクセスでき，逆にブロックすることもできる。

ネウボラでは，健診のたびに，母親自身が管理する母親手帳や子ども手帳*に必要

＊　日本の母子健康手帳に当たるが，妊娠中の母親手帳と産後の子ども手帳に分かれている。

な発育・発達に関する情報を記録している。

文献

1) 横山美江, Hakulinen Tuovi (編著)：フィンランドのネウボラに学ぶ　母子保健のメソッド. 医歯薬出版, 2018.

2) 横山美江, Tuovi Hakulinen-Vitanen：フィンランドの母子保健システムとネウボラ. 保健師ジャーナル, 71 (7)：598-604, 2015.

3) Tuominen M, Kaljonen A, et al：Relational continuity of care in integrated maternity and child health clinics improve parents' service experiences. Int J Integr Care, 14：e029, 2014.

4) Tuominen M, Kaljonen A, et al：A Comparison of Medical Birth Register Outcomes between Maternity Health Clinics and Integrated Maternity and Child Health Clinics in Southwest Finland. Int J Integr Care, 16 (3)：1, 2016.

5) Tuominen M, Junttila N, et al：The effect of relational continuity of care in maternity and child health clinics on parenting self-efficacy of mothers and fathers with loneliness and depressive symptoms. Scand J Psychol, 57 (3)：193-200, 2016.

6) 横山美江：日本でつくるネウボラに必須のシステム　ポピュレーションアプローチで防ぐ児童虐待. 保健師ジャーナル, 76 (4)：316-321, 2020.

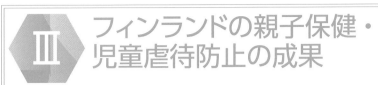

Ⅲ フィンランドの親子保健・児童虐待防止の成果

トゥオビ・ハクリネン

 ネウボラが家族全員への支援を行う背景

親の心身の健康

　親の心身の健康は，子どもの健やかな心身の発育・発達の基盤となるものである。フィンランドの親のほとんどは幸せを感じ充実した人生を送っており，家族は健やかに暮らしている。フィンランドは，妊産婦死亡率や乳児死亡率は長年にわたって世界的に最も低率であった。しかし，近年の調査では6歳までの未就学児の親の3分の1が疲労感を感じ，育児に追われて時間がないことに苦慮していることが報告されている[1]。フィンランドを含め西洋諸国では，アルコール乱用，離婚，家庭内暴力（DV），あるいは失業など，新たな公衆衛生上の課題が浮上している[2,3]。

　システマティックレビューとメタ分析から，アルコール乱用，抑うつ，心理的苦悩などの問題が生じている場合，男女ともに健康状態が悪化することが報告されている[4-6]。親密なパートナーによる暴力（intimate partner violence：IPV）が，アルコール乱用，あるいは精神的健康問題に影響するとした報告もある[3,7]。Sipilä ら[3]が人口集団に基づいて実施した横断研究（参加者6,290人，回答率53％）でも，配偶者（パートナー）による暴力と，アルコール乱用，心理的苦悩，あるいは希死念慮の発生の間に関連が認められた。

世代間連鎖のリスク

　家庭内暴力にさらされた子どもは，多くの場合，成長後の人間関係において暴力や権力を振るうといった有害な教訓を得てしまうことが指摘されている[3]。好ましくない育児および両親の精神疾患や抑うつ症状は子どもの心身の健康に影響し[8]，虐待の世代間連鎖のリスクを高める。

　親が小児期逆境体験（adverse childhood experiences：ACEs）に苦しんでいる場合，子どもはその影響を受けやすい。小児期逆境体験は，これまでの研究により3つのタイプに分類されている。すなわち，虐待（身体的，心理的，性的），ネグレクト（身体的，心理的），そして家庭内機能不全（精神健康的問題，アルコール乱用，離婚，犯罪）である。親が複数の小児期逆境体験を経験している場合，子どもの健康状態にマイナスの影響があり，喫煙・アルコール乱用，過度の肥満，抑うつ，自殺未遂などの身体的・精神的健康のリスクを高める[9,10]。また，小児期に暴力を受ける経験

をしている場合，10代および成人期に自分の子どもやパートナーに対して暴力的な行為を取るリスクを高める[11]。小児期逆境体験が，育児ストレスや育児のやり方に影響を及ぼすことが多くの研究により明らかにされている[12]。出産前の妊娠期に，抑うつ，不安，薬物乱用，社会経済的困窮といった逆境体験をすると，子どもの情緒，行動パターン，健康状態に長期にわたりネガティブな影響を及ぼすことも指摘されている[13]。

このように，親の小児期逆境体験や健康状態は子どもに長期的でネガティブな影響を及ぼすことから，ネウボラではそれらを予防するため家族全体を支援の対象としている。

■ ネウボラにおける保健サービスの特徴

■ 家族全体への支援

フィンランドにおいて親子保健の中核を担うネウボラは，世界でも類まれなサービスを提供している。そのサービスは，子どもを持つすべての家族を対象としている。これは，事前に誰に支援が必要となるのかを予測するのが不可能なためである。ネウボラは，各自治体によって提供される無料の予防的サービスで，利用するかどうかは利用者自身の判断に委ねられているが，社会階級にかかわらず，ほぼすべての家族が利用している[14,15]。ネウボラは，家族全員の健康習慣や精神的健康，および心理社会的健康の増進に努めることとされている[16]。現在，家族の健康状態が良好に保たれているのは，ネウボラの組織力と支援力によるところが大きい。

フィンランドの社会福祉と健康政策は社会保健省が担っており，近年の健康政策は子どもとその家族への支援を重視している。ネウボラに関する法令[16,17]では，健康増進，エンパワメント，予防措置，要支援者への対応や支援に重点をおいている。

フィンランド国立健康福祉研究所（THL）は，ネウボラの法整備の提案を行い，ガイドラインによる業務の標準化を推進している。妊産婦ネウボラに関するガイドライン[18]と子どもネウボラに関するガイドライン[12]は，それらの施設での法令に基づく業務内容を具体的に提示している。さらに，総合健診のためのガイドブック，育児支援および配偶者（パートナー）との関係支援などにおける推奨事項についても提示している[19,20]。自治体は，これらのサービスを一次医療の一部として提供する責務を負っている。

■ 家族へのプログラム

特に支援を要する利用者に対しては，担当保健師や担当医の追加支援，ファミリーワーク，抑うつを呈している家族のグループ支援，心理療法士への照会などが実施さ

れる。

　すべての家族を対象とするプログラムおよび精神的健康問題のリスクを抱えた両親を対象とするプログラムは，どちらも効果があることが報告されている[21]。子育てに関するプログラムの主なテーマは，親であること（親業，親の準備教育）やパートナーとの良好な関係についてである。両親をエンパワメントすること，参加者間のサポート，あるいは赤ちゃんとの交流やメンタライゼーション[*]に焦点を当てた子育て（親業）に関するプログラム（例：ポジティブペアレンティングプログラムなど）は，親の自尊心を高め，怒りや不安，ストレスを抑える効果があると報告されている[22-24]。これらのプログラムでは，赤ちゃんが泣いているときに，言葉で表現できない赤ちゃんの気持ちを，状態，訴え方などから，何が起こって，なぜ泣いているのか心を使って考え，ニーズを汲み取ってあやすという一連の行為を行うというような内容も組み込まれている。このような育児支援は，虐待，不適切な養育，事故，児童保護（虐待された児童の保護）のリスクを低減させる[23]。

　ネウボラでは，育児支援，ならびにパートナーとの関係に関する情報を提供し，DV の徴候を早期に把握し，即座に支援とケアを提供することで，DV を予防または低減させることに寄与している。

ネウボラにおける定期健診（総合健診を含む）と家庭訪問の効果

　前述の通り，通常の妊娠では，妊産婦ネウボラにおいて初産婦は最低9回，経産婦は最低8回の健診を受け，出産直後にも2回の健診を受ける。うち2回は医師による診察，最低1回は総合健診が行われる。必要に応じてさらに健診が追加されることもある。健診では面談やスクリーニングなどを行うことで課題や問題を特定し，必要な支援を提供している[17,18]。

　総合健診は，家族全員を対象とするもので2011年から実施されている。総合健診は，家族の健康とレジリエンスの影響に関する大規模な研究[25,26]からその効果が示されている。政令により，妊産婦ネウボラでは最低1回，子どもネウボラでは最低3回，子どもが4か月，1歳6か月，4歳の時期に実施される。総合健診では，主に次の5つのテーマから面談が行われる。①両親の心身の健康，②家庭内の交流，③生活の状況とソーシャルサポート，④子どもの心身の健康，⑤きょうだいの心身の健康である。家族のニーズだけでなく，何がその家族の力となり，どのような社会資源が必要なのかを特定する。各家族の支援ニーズに基づいて，必要なテーマが話し合われる。

---

[*]　顕在化している行動に対し，その動因について自身や他者の心の状態から想像する能力。育児においては，赤ちゃんの訴えに思いを巡らし，泣いている理由を理解して，泣かないで済むように対処しようとする親の心の動きをいう。

必要に応じて，通常の定期健診，あるいは追加の健診で，さらに話し合いの機会が設けられる[12,27]。また，面談では質問票などが活用されている[16]。

　家庭訪問は，支援ニーズを特定したり，家庭内でのやり取りを観察したりするのに役立つ。また，児童虐待を予防し，親としての能力を高めることに有効であると報告されている[23,28]。

　フィンランドでは，毎日の暮らしへの対処などの観点から，家族の健康状況をモニタリングしている[29,30]。特に総合健診は，定期健診などでは見過ごされるような問題を話し合う機会となり，家族のニーズに対し適切な支援を素早く提供することを可能にしている[31,32]。

ネウボラにおける家庭内暴力の予防と早期支援

　フィンランドでは，ネウボラでの継続的な支援により，子どもへの暴力や配偶者（パートナー）からの暴力の徴候を早期に特定し予防している[27,33]。健診ではカウンセリングやスクリーニングなどが行われ，健康な発育・発達を阻害する要因が見つかった場合には，直ちに支援の要否が検討される。

　健診の受診時には，「配偶者（パートナー）による暴力に関する質問票」を活用した問診が行われる。両親はそれぞれ個別に受診した際に記入するものであり，DVの徴候が見られた場合にどのように継続的に支援していくかについての情報や推奨事項も記載されている（第2章 p.80 の資料2-8 参照）。

　事後フォローや支援措置が必要な場合，担当保健師や担当医による追加の健診を実施することが推奨されている。追加支援を要する兆候は，親の精神的健康問題やアルコール問題などが挙げられる。また，子どもの心理社会的問題やDVも追加支援を要する要因となる[16]。

　また，フィンランドの関係法規[34]では，親への保健サービスにおいても子どもの支援ニーズを調査しなければならないとしている。そのような家族は，保健師による家庭訪問，家事援助サービスあるいは育児における援助を受けることができる。

ネウボラにおけるサービスのさらなる発展の必要性

　フィンランドの親は，ネウボラのサービスにおおむね満足しており，特に妊産婦ネウボラと子どもネウボラの保健師が同じ保健師であるときに満足度がさらに高い[33,35]。同じ保健師による継続的な支援により，保健師は家族との信頼関係を構築し，抱える繊細な問題についても気軽に相談されやすく，必要なサポートを早期から提供できる[20]。

　一方で，妊産婦ネウボラと子どもネウボラの全国調査によると[20,36]，職員の人員配置は必ずしも国の推奨している規模を満たしていない。妊産婦ネウボラでは，保健師1人に対し最大76人の妊婦，医師1人に対し600人の妊婦，子どもネウボラでは，保健師1人に対し最大340人の子ども，医師1人に対し2,400人の子どもを基準としているが，これを満たしていない施設もあり，担当する家族の数が多すぎることも明らかとなっている。

　ネウボラに勤務する主要な職員は，保健師と医師である。彼らは，心理療法士，理学療法士，専門医，教育分野の専門職（保育士），社会福祉部門（児童福祉士や成人向けのソーシャルワーカー，家族支援員）などの保健や社会福祉に関わる専門職と連携している。

　両親のアルコール問題や精神的健康問題，DVは，問題をさらに複雑にして，子どもを傷付きやすい立場に立たせてしまうことが多い。医療や社会福祉のサービスの提供者は，家庭が抱える問題に細心の注意を払うべきである。Sipiläら[3]は，支援者がDVの経験について尋ねる際は，子どもの危険を回避するために，被害者と加害者が精神的健康問題やアルコール問題を抱えている可能性を考慮して臨む必要があると指摘している。

　さらに，レジリエンスの低下，小児期逆境体験に対して有効なサービスの提供にも注力する必要がある[9]。これらのリスク要因に対して早期に支援することで，親は子どもに寛容な態度で接し，そのような態度を維持させることが可能となる[8]。近い将来，ネウボラでは小児期逆境体験国際質問票（ACE-IQ）の利用の可能性が検討される予定である。小児期逆境体験の定期スクリーニング調査は，まだ研究成果が限定的であるため，慎重に進める必要がある[13]。スクリーニングにより，家族の抱える課題や問題が明らかになり，助けを求めやすくなる可能性がある一方，必要な社会資源の特定やエンパワメントも同時に必要となる。運動，栄養摂取，睡眠，休養などの健康習慣，親戚や友だちとの良好な関係，あるいは家庭内でのオープンなやり取りなどは，社会資源および家族を保護する要因となりうる[13]。担当保健師は，親に対して必要なときには助けを求めることを促し，あるいはサポートネットワークを構築できるよう支援している。

　フィンランドでは，2019年末に暴力防止のためのアクションプラン「非暴力的子ども時代」[37]を公表し，2020年から2025年にかけて実施している。このアクションプランは，0～17歳の子どもや若者に対する暴力を予防するための目標や政策，活動の方向性を示している。そして被害や財政的なコストを削減させるために，児童福祉や親子保健分野のみならず，他の成人分野や政策決定を担う専門職は，暴力を予防する要因に注意を払わなければならないとしている。

1）Haapala E, et al：Most parents with small child do well. Results of FinHealth 2017 Study. Finnish Institute for Health and Welfare（THL）. Research Sheet 1, 2020.

2）Ristikari T, Keski-Säntti M, et al：2018. Suomi lasten kasvuympäristönä：Kahdeksantoista vuoden seuranta vuonna 1997 syntyneistä. THL Raportti 7/2018.
urn.fi/URN：ISBN：978-952-343-152-2.

3）Sipilä M, Hakulinen T, et al：Alcohol abuse, psychological distress, and suicidal thoughts are associated with intimate partner violence among parents' with children. Ment Health Prev, 12：76-81, 2018.

4）Carbone-Lopez K, Kruttschnitt C, et al：Patterns of intimate partner violence and their associations with physical health, psychological distress, and substance use. Public Health Rep, 121（4）：382-392, 2006.

5）Dufort M, Stenbacka M, et al：Physical domestic violence exposure is highly associated with suicidal attempts in both women and men. Results from the national public health survey in Sweden. Eur J Public Health, 25（3）：413-418, 2015.

6）Holopainen A, Hakulinen T：New parents' experiences of postpartum depression：a systematic review of qualitative evidence. JBI Database of System Rev Implement Rep, 17（9）：1731-1769, 2019.

7）Poutiainen M, Holma J：Subjectively evaluated effects of domestic violence on well-being in clinical populations. ISRN Nurs, 2013：347235, 2013.

8）Gluschoff K, Keltikangas-Järvinen L, et al：Hostile parenting, parental psychopathology, and depressive symptoms in the offspring：a 32-year follow-up in the Young Finns study. J of Affect Disord, 208：436-442, 2017.

9）Hughes K, Bellis MA, et al：The effect of multiple adverse childhood experiences on health：a systematic review and meta-analysis. Lancet Public Health 2017, 2（8）：e356-e366, 2017.

10）Merrick MT, Ports KA, et al：Unpacking the impact of adverse childhood experiences on adult mental health. Child Abuse Negl, 69：10-19, 2017.

11）Barlett JD, Kotake C, et al：Intergenerational transmission of child abuse and neglect：Do maltreatment type, perpetrator, and substation status matter？ Child Abuse Negl, 63：84-94, 2017.

12）Hakulinen T, et al：Extensive health examination. Guidebook for maternity and child health clinics and school health services. National Institute for Health and Welfare. Guidebook 22：2012.

13）Hudziak JJ：ACEs and pregnancy：Time to support all expectant mothers. Pediatrics, 141（4）：e20180232, 2018.

14）Medical Birth Register 2019. Finnish Institute for health and Welfare.
thl.fi/en/web/thlfi-en/statistics/information-on-statistics/register-descriptions/register-of-primary-health-care-visits/

15）Data on Outpatient Visits 2019. Primary Health Care. Finnish Institute for Health and Welfare.
thl.fi/en/web/thlfi-en/statistics/information-on-statistics/quality-descriptions/primary-health-care/

16）Government Decree 338/2011 on maternity and child health clinic services, school and student health services and preventive oral health services for children and youth.
www.finlex.fi/fi/laki/kaannokset/2011/en20110338.pdf

17）Health Care Act 1326/2010.
www.finlex.fi/fi/laki/kaannokset/2010/en20101326.pdf

18）Klemetti R, Hakulinen T：Guidebook for maternity clinic. National recommendations for maternity clinics. National Institute for Health and Welfare. Guidebook, 29, 2013.

19）Social Welfare Act 1301/2014.
https://www.finlex.fi/fi/laki/ajantasa/2014/20141301.［In Finnish］

20）Hakulinen T：Supporting parenthood and intimate relationships at maternity and child health clinics. In Hakulinen T, Laajasalo T, et al（eds.）：Strengthening parenthood and intimate relationships：From theory to practice. Finnish Institute for Health and Welfare. Guidelines, 9, 20-29, 2019.

21）McDaid D, Park A-L, et al：The economic case for the prevention of mental illness. Annu Rev Public Health, 40：373-389, 2019.

22）Poutiainen H, Hakulinen T, et al：Public health nurses' concerns in preschool-aged children's health check-ups. J Res Nurs, 20（7）：536-549, 2015.

23）Prinz RJ, Sanders MR, et al：Addendum to "population-based prevention of child maltreatment：The U.S. Triple P System Population Trial". Prev Sci, 17（3）：410-416, 2016.

24）Kalland M, Fagerlund Å, et al：Families First：The Development of a New Mentalization-Based Group Intervention for First-Time Parents. Prim Health Care Res Dev, 17（1）：3-17, 2016.

25）Afifi TO, Macmillan HL：Resilience Following Child Maltreatment：A Review of Protective Factors. Can J Psychiatry, 56（5）：266-272, 2011.

26）Bell T, Romano E, et al：Multilevel correlates of behavioral resilience among children in child welfare. Child Abuse Negl, 37（11）：1007-1020, 2013.

27) Pelkonen M, Hakulinen T：New approach to improve health of families with children. World Health Organization, Regional Office for Europe. Nurses and midwives；A vital resource for health. European compendium of good practices in nursing and midwifery towards Health 2020 goals. Denmark. 2015.

28) Doyle O, Harmon C, et al：Early skill formation and the efficiency of parental investment：A randomized controlled trial of home visiting. Labour Econ, 45：40-58, 2017.

29) Hakulinen T, Hietanen-Peltola M, et al：Maternity and child health clinic services and school-based health care. National follow-up 2012. National Institute for Health and Welfare, Report 12, 2014.

30) Hakulinen T, Hietanen-Peltola M, et al：Up-to-date practices and long tradition. Follow-up study of maternity and child health clinic and school health care services 2016-2017. National Institute for Health and Welfare (THL), Report 11, 2018.

31) Hakulinen T, Hietanen-Peltola M, et al：Both families and maternity and child health care personnel get benefit from extensive health examinations - experiences of professionals. Research Sheet 33, National Institute for Health and Welfare (THL), 2017.

32) Mäkinen A, Hakulinen T：Parents' Empowerment in the Child Health Clinics Extensive Health Examinations. Nursing Evidence, 14 (4)：21-30, 2016.

33) Tuominen M, Kaljonen A, et al：2014. Relational continuity of care in integrated maternity and child health clinics improve parents' service experiences. Int J Integr Care, 14：e029, 2014.

34) Child Welfare Act 447/2007.
www.finlex.fi/fi/laki/kaannokset/2007/en20070417.pdf

35) Tuominen M, Junttila N, et al：2016. The effect of relational continuity of care in maternity and child health clinics on parenting self-efficacy of mothers and fathers with loneliness and depressive symptoms. Scand J Psychol, 57 (3)：193-200, 2016.

36) Wiss K, Hakamäki P, et al：Staf dimensioning in maternity and child health clinics and school and student health care. Finnish Institute for Health and Welfare. Research Sheet, 32, 2018.

37) Korpilahti U, Kettunen H, et al：Non-Violent Childhoods - Action Plan for the Prevention of Violence against Children 2020-2025 Part II. Publications of the Ministry of Social Affairs and Health 2019：27. Summary in English, 2019.

Ⅳ　フィンランドの親子保健システムを日本で活用するための基本情報

横山美江

　日本における母子保健領域では，多くの自治体でリスクのある家庭への支援，すなわちハイリスクアプローチに重点をおいて保健師活動が行われてきた。ハイリスク家庭に対して，きめ細かく寄り添い，子育て支援をする保健師の姿勢は，関係機関や関係職種からも多くの評価を得ている。

　しかしながら，日本の児童虐待相談対応件数は増加の一途をたどっており，しかも虐待による死亡事例についても，ほぼ横ばい状態である。これに対し，フィンランドのネウボラの保健師は，すべての子どもを持つ家族への支援，すなわちポピュレーションアプローチに重点をおいて活動しており，就学前の乳幼児期における児童虐待の発生数が極めて少ない。これらのことは，ハイリスクアプローチに重点をおいた活動では，児童虐待の発生を十分予防することができないことを示している。

フィンランドのネウボラと日本版ネウボラの大きな違い

　現在，日本版ネウボラを標榜する自治体も多数見受けられるようになった。それらの個々の取り組みについては大変優れたものが多いものの，日本版ネウボラのほとんどはフィンランドのネウボラのシステムをモデルとしたものではない。多くの日本版ネウボラは，保健事業などをつなげたものである。フィンランドのネウボラのシステムは，継続的に同じ担当保健師や担当医が支援していることがシステムの中核である。このことをなくしてネウボラの親子保健は成立しえない。また，これにより担当者と利用者との信頼関係が構築されやすくなる[1]。多くの自治体における日本版ネウボラで実施されているような保健事業ごとに異なる保健師が対応している状況では，利用者との信頼関係を構築することは，よほどのスキルがない限り難しい。

ハイリスクアプローチのメリットとデメリット

　日本の母子保健におけるハイリスクアプローチのメリットとデメリット（表1-2）について検討したい。

　メリットとしては，支援を要する住民にマンパワーをかけることができることである。また，関係機関・職種との連携を強めていけば，困難ケースを中心に地域の支援体制を構築することが容易となる。また，「困難事例は保健師に相談すればよい」と，

表1-2　母子保健領域におけるハイリスクアプローチのメリットとデメリット

メリット	デメリット
・支援を要する住民にマンパワーをかけることができる	・支援を開始するための関係機関・職種との会議に多くの時間を費やす
・困難ケースを中心に地域の関係機関・職種との支援体制構築が容易となる	・ハイリスクケース以外の利用者との信頼関係を構築することが難しい
・関係機関・職種の保健師に対する認知が高まる	・住民が「保健師は何らかの問題がある場合に来る」とのイメージを持つ場合がある
・介入の効果については評価しやすい	・連絡を取ることに時間を費やすことが多い
	・事態が深刻化してから支援を開始することが少なくない

関係機関・職種の保健師に対する認知が高まる。さらに，ハイリスク家庭への介入の効果については評価しやすいということもあろう[1]。

　デメリットとしては，リスクのある家庭を把握した時点から支援を開始するために，支援を開始するための関係機関・職種との会議のために多くの時間を費やすことが挙げられる。例えば，何らかのリスクを抱える母子に会うためのきっかけづくりのために，関係職種や子どもの所属機関，民間の機関を巻き込んだ会議を開催せざるを得ない場合もある。また，住民が「保健師は何らかの問題がある場合に来る」というイメージを持っている場合も少なからずあり，保健師が訪問することで「虐待を疑われている」などの疑念を近隣住民に抱かせることもある。そのため，家庭訪問をしても，居留守を使われたり，訪問を拒否されたりすることも保健師は少なからず経験している。また，保健師が連絡を取ろうとしても，最初のアクセスに多くの時間を費やすことが多い。最近では，固定電話ではなく携帯電話に連絡することが多くなっているが，着信時に表示される電話番号が知らないものである場合には応答しないことがあるため，さらに時間と労力を要しているように見受けられる。このように関係性の構築に多大な時間と労力を費やさざるを得ない状況がある[1]。

　こうした背景から，日本の保健師が実際に子どもを持つ家庭へ支援する時間は，フィンランドの保健師に比べ限られたものになっている。フィンランドの保健師は，健診や家庭訪問は基本的に予約制で実施しており，多くの電話対応についてはコールセンターの専属の保健師が行っている。このため，ネウボラの保健師は勤務時間のほとんどを担当する子どもを持つ家族への直接的な支援，すなわち健診や家庭訪問に費やしているのである[2]。

フィンランドのシステムを日本で活用するための視点

　フィンランドのネウボラの保健師は，配偶者（パートナー）を含むすべての家族を

21

妊娠中から支援しているため，家族のささいな変化，例えば顔色や表情の変化でさえも把握できる。担当保健師は，常に家族の持つ強みを強化し，必要に応じたサービスを早期から導入できるよう対応している[2]。このため，深刻な児童虐待には至らない[1]。利用者には，「自分たちの事情を知っている担当保健師にはわかってもらえる」という安心感があり，家族の繊細な事柄も相談することができる。

　フィンランドではネウボラの保健師の活動を全住民が認知しており，家庭訪問があることは当然と思っているので，訪問時に居留守を使われたり訪問拒否をされることはあり得ない。フィンランドでは，児童虐待やDVなどの問題を抱える家庭も，助けを求めてネウボラの担当保健師のところに来る。このように，児童虐待防止の基本となっているネウボラのシステムの基盤は「担当保健師によるすべての子どもを持つ家族への継続支援」と「父親を含めた家族全員の支援」である。これらのシステムを日本に導入するための工夫については，第4章において詳細に紹介しているので参照されたい。

文献

1) 横山美江：日本でつくるネウボラに必須のシステム　ポピュレーションアプローチで防ぐ児童虐待．保健師ジャーナル，76（4）：316-321，2020.
2) 横山美江，Hakulinen Tuovi（編著）：フィンランドのネウボラに学ぶ　母子保健のメソッド．医歯薬出版，2018.

第 2 章

子どもを持つすべての家族への予防的対応

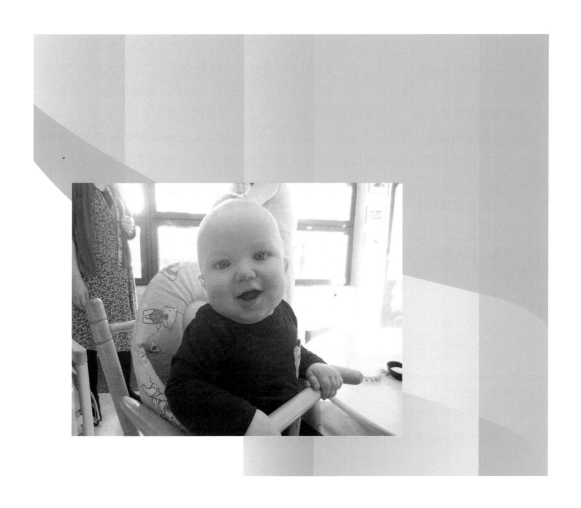

ネウボラにおける児童虐待防止の基本的対応

横山美江

ネウボラにおける面談のスキル

　ネウボラの担当保健師や担当医は家族への継続的な支援により利用者との信頼関係を構築している[1-4]。信頼関係構築のためには，利用者の意見を積極的に傾聴し，かつ尊重し，関心を向けているという姿勢を常に示すことが大切である[1]。傾聴は，子どもと両親が話すことを勇気付けるものであり，利用者が尊重されていると感じる重要な要素となる。利用者が担当保健師や担当医を信頼することで，抱える心配事や困難な事柄，あるいは繊細な問題，例えば，性的な事柄や夫婦関係（パートナーシップ）における対立についても話し合いやすくなる[1,4]。

面談時における基本的なスキル

　表2-1は，面談時における基本的なスキルを示したものである。面談時には，オープン型の質問を心がけ，できるだけ利用者自身の言葉で語ってもらうことが大切である。うなずきや相づち，アイコンタクトなどを用いながら，利用者の話に真摯に耳を傾けて受け止め，利用者の表現を繰り返すことで理解や共感を示す必要がある。時には積極的傾聴に努め，肯定し，エンパワメントすることが大切である[5,6]。原則として，担当保健師は面談時に話し合いの進行を主導せず，その内容を発展させることもしない[1,2]。

　具体的な面談の進め方として，世間話から始め，親しい雰囲気を生み出し次の会話へつなげることもある。オープン型の率直な質問により，子どもや両親は，自分たちの健康，養育状況，喜びや心配事について話し始め，問題に対する共通理解を得ようとする[5,6]。会話を進めていく中で，子どもと両親の経験，意見，価値観が明らかになってくる。反映的傾聴のスキルを用いつつ，利用者を肯定することも大切である。話をしっかり聴いてくれる姿勢は利用者に安心感を生み，抱える問題も話しやすくなる。また，健康的な生活習慣の維持，行動変容の必要性に気付き促すこと，援助を受け入れることにもつながる[1]。

　健診の面談では，どのようなことに変更が必要か，どうしたらうまくいくかについて，利用者が自ら気付けるよう支援する。子どもを支え，成長を守る要因を強め，状況に即した解決法を見つけられるよう促す。個人や家族の強み[*]を尋ね，それを見いだすことも重要である。必要であれば，両親が子どもと家族全体の健康に責任を持つ

表 2-1　面談のスキル

【面談を始めるに当たって】 ・リラックスした親しい雰囲気づくりに努める ・言葉掛け 　例：「お元気ですか？」 ・日常の会話から始める（天気，ニュース，地域の出来事，休日の過ごし方など） **【面談の基本的スキル】** ・オープン型の質問をする 　例：「あなたの睡眠状態はいかがですか？」「ご主人との関係はいかがですか？」「ご主人とのコミュニケーションの状況についてお話しいただけますか？」 ・クローズ型の質問を避ける 　例：「よく眠れますか？」「ご主人と言い争いをしますか？」 ・受動的傾聴 　相手の話に真摯に耳を傾けて受け止める 　うなづきや相づち，アイコンタクトなどを用いる ・反映的傾聴 　鏡のように相手に反応を返しながら聞く 　相手の使った言葉で返す 　相手の言葉に関係なく，自分が受け取ったことを伝える 　例：「……のようですね」「……とおっしゃっているように聞こえます」「……について心配されているように思います」「……を変えたいように感じました」 ・積極的傾聴 　相手がより話しやすくなるような言葉を使う 　例：「もっと詳しく聴かせてください（詳しく教えてください）」「具体的には？（具体的にはどういうことですか？）」「それってどういうことですか？」	・肯定し，エンパワメントする 　例：「あなたがそうすることによって，あなたには大変強さがあることがわかりました」「問題／行動を変えようとしていることがよくわかります」 **【個人や家族の強みを見いだす】** 　例：「あなたにはどのような強みがありますか？」「あなたのご主人との／家族にはどのような強みがありますか？」「どのような支援を受けることができますか？」 ・利用者の話した内容の要約を伝え返す **【利用者のやる気を引き出す面談のコツ】** ・共感を示す 　利用者が心の内と動機に考えを巡らすことができるようにする 　利用者が理解されていると感じられるようにする（例：「つらいと感じているのですね」などと確かめるように聞く） ・利用者自身が気付くことを支援する 　利用者自身が変わらなければならないとの思いを抱くよう支援する ・流れに寄り添う 　利用者自身が変わることに対して気が進まない場合には，それを尊重する ・利用者の自己効力感を支援する 　利用者自身の変わる能力に対する自信を認める

ように支援する。親の自尊心が高まれば，家族の健康に気を付ける可能性はさらに高まる。また，子どもが年齢を重ねるに従って自らの健康に対して少しずつ責任を持てるよう手助けをする[1]。

妊産婦ネウボラにおける児童虐待防止のための対応

　妊産婦ネウボラでは，健診の面談時に妊婦に対して，担当保健師と話したいことリスト（資料 2-1）を提供している。こうした資料の活用を含む支援により，担当保健師は自分が家族の味方であることを示すよう努めており，利用者も自分たちの事情を

＊　ネウボラにおいて「強み」とは，「これまで通り（普段通り）行えていること」であると利用者に説明している。すなわち，強みとは，特別な能力，スキル，あるいは成功などといったものではない。強みを生かすことで家族がうまくやっていけるように支援することが大切である。

資料 2-1　ネウボラの担当保健師と話したいことリスト*

ネウボラではどのようなことを話しても大丈夫です。たとえ難しい事柄でも，担当保健師と内密の相談をすることができます。以下のリストから，ネウボラの受診時に話し合いたいと思うものを挙げてください。

- □　喫煙をやめたい，あるいは喫煙量を減らしたい
- □　前回の妊娠時に流産した
- □　授乳について当惑している
- □　出産が怖い
- □　摂食障がいがある
- □　過去に摂食障がいになったことがある
- □　ひとり親になる
- □　予定外の妊娠をした
- □　若年の妊婦／母親である
- □　栄養に関することに興味がある
- □　きちんとした食習慣を実践したい
- □　食事制限（アレルギー）がある
- □　不妊治療によって妊娠した
- □　双子／三つ子を妊娠中
- □　家族は多文化の構成員からなる
- □　アルコール・薬物依存なしの生活をしている／望んでいる
- □　過去にアルコール・薬物に依存したことがある
- □　体重コントロールへの支援が欲しい
- □　パートナーシップに変化が欲しい
- □　特別な支援を必要とする子ども（障がい児）を妊娠中である
- □　家族に特別な支援を必要とする子ども（障がい児）がいる
- □　過去の妊娠中絶について，今も悩んでいる
- □　歯の状態が心配だ
- □　妊娠期間中の仕事について当惑している
- □　母国でない国で妊娠中である
- □　日常生活上の支援が欲しい
- □　親になることに不安を感じる
- □　孤独を感じている
- □　前回の妊娠ないし出産の経験による悩みがある
- □　物悲しい，あるいは憂鬱だ
- □　気分が落ち込んでいる
- □　精神的健康問題への不安がある
- □　長年の持病がある
- □　家族に問題がある
- □　パートナーシップにおいて暴力／その恐れがある
- □　社会福祉サービスの支援を受けている
- □　家族の経済状況が心配
- □　その他

＊フィンランド中央医療圏域の妊産婦ネウボラで使用されているリスト。

表 2-2　子どもネウボラの健診におけるスクリーニング・チェック項目の例

スクリーニング・チェック項目	1~4週	4~6週	2か月	3か月	4か月*	5か月	6か月	8か月	1歳	1歳6か月*	2歳	3歳	4歳*	5歳	6歳
母乳育児	○	○	○	○	○	○	○	○	○						
栄養					○	○	○	○	○	○	○	○	○	○	○
乳児の尿と便	○	○	○												
睡眠	○	○	○	○	○	○	○	○	○	○	○	○	○	○	○
体重	○	○	○	○	○	○	○	○	○	○	○	○	○	○	○
身長	○	○	○	○	○	○	○	○	○	○	○	○	○	○	○
頭囲	○	○	○	○	○	○	○	○	○	○	○	○	○	○	○
視力		○	○	○	○	○	○	○	○	○	○	○	○	○	○
聴力	○	○	○	○	○	○	△	○						○	
神経学的発達		○			○		○			○		○			△
子どもの言葉と発話			○	○	○	○	○	○	○	○	○	○	○	○	○
心理社会的発達	○	○	○	○	○	○	○	○	○	○	○	○	○	○	○
口腔衛生									○	△	○		△		△
症状	○	○	○	○	○	○	○	○	○	○	○	○	○	○	○
動き，身体活動		○	○	○	○	○	○	○	○	○	○	○	○	○	○
読み														○	△
血圧														○	△
予防接種			○	○					○	○			○		○
カウンセリング項目	子どもと両親の関係性，気分，産後うつ（EPDS），夫婦関係，飲酒習慣スクリーニングテスト，喫煙，薬物，睡眠，身体活動，家族の支援者，家庭内暴力，事故防止														

* 総合健診　　△：必要に応じて実施

わかってもらえるという安心感を持つことができる[1,7]。

子どもネウボラにおける児童虐待防止のための対応

　子どもネウボラでは，総合健診や，適宜，定期健診においても，家族の健康状態・養育状況の確認や健康増進を支援している（表2-2）[1]。担当保健師は，乳児期の子どもを持つ親に対して，母乳育児の支援や離乳食の指導，および予防接種も実施している。どの時期の健診においても子どもの養育環境に留意しており，表2-3 に示すような質問をすることも推奨されている[7,8]。

　子どもと家族が抱える問題と支援ニーズは，さまざまな質問票やインタビューなどで把握されている。例えば，幼児と就学前の子どものための神経発達のスクリーニングなどの質問票（フィンランドでは Lene テスト[9]が用いられている），発語と言語発達を評価するテスト，エジンバラ産後うつ病質問票（EPDS 質問票，p.34 の資料 2-2 参照），あるいは両親用の飲酒習慣スクリーニングテスト（AUDIT[*]，p.37 の資料

---

[*]　WHO の調査研究により作成されたアルコール依存症のスクリーニングテスト。

表2-3　子どもと親の関係についての質問例

> **育児と日常生活における質問**
> 　「育児はいかがですか？」「助けてくれる人はいますか？」「時間はありますか？」「育児でイライラしたとき（あるいは不安なとき）はどうしますか？」「子どもが泣いたらどうしますか？」「子どもと一緒に食事をしたり，寝かし付けるのに苦労していませんか？」「保育所や子育てセンターなどのサービスを利用していますか？」「パートナーとの関係はいかがですか？」「家族の日々の生活はどのように対応していますか？」
>
> **被虐待経験を持つ親への質問**
> 　「子どもをどのように育てていますか？」「どのように親として行動していますか？」
>
> **虐待が疑われる場合**
> 　・子どものけがや症状に加えて，虐待が疑われる場合の両親の行動を直接尋ねることによって，両親の行動を確認する

2-3 参照）などが活用されている[1]。

　担当保健師は健診において家族のニーズを特定して合意を得ながら支援計画を立案し，状況に応じて変更している[1,2]。フィンランドの 4,795 人の子どもとその家族，および保健師を対象にした Poutiainen らの報告[10]では，ネウボラなどでの慎重な健診により，支援が必要な家族を幅広く特定し，早期から必要な支援を提供できるとしている。

ネウボラにおける子どもへの対応

　ネウボラの健診では，担当保健師は可能な限り子どもにも直接話しかけ，子どもの話した言葉から得た視点を両親との間の話し合いに取り入れるよう常に心がけている[1]。暴力の経験は，子どもが安全で慣れ親しんだ大人に自発的に話すことで明るみに出ることがあり，担当保健師からの話しかけで明らかになることもある。

　しかし，自発的に被害の経験を語る子どもがいるとはいえ，被害の徴候が見られた場合には子どもに尋ねることも必要である。徴候として，あざ，熱傷の痕が挙げられ，特に，繰り返し発生したり，奇妙な場所に傷や痕ができている場合に暴力が疑われる。徴候が見られた場合には，傷がどのようにしてできたか率直に聞くとともに，日常の暮らしの様子や家庭事情，社会的関係を尋ねる。その話し合いは落ち着いて行うべきであり，大人が子どもを誘導したりしてはいけない。暴力の経験が発覚した場合，対応について年齢に応じて説明することも必要である。

育児ガイドブックなどを用いた情報提供

　ネウボラの担当保健師は，健診の面談時にフィンランドでは体罰が法律により禁じられていることを伝えている[11]。虐待の可能性（赤ちゃんの揺さぶりも含める）に注

意を向けながら，非暴力的で支援的な育児についての知識やスキル，安全な発育環境，親であること，配偶者（パートナー）との関係を育むことの重要性，親のコーピング，運動・休養，社会的支援などについて話し合う[1]。こうした支援は児童虐待のリスクを低減しうることが報告されている[12]。なお，ネウボラにおける健診で第一に優先されることは，子どもの利益とニーズである[1]。

保健師は育児ガイドブック[13]やリーフレットなどを用いて具体的に利用者に情報提供している。育児ガイドブックは，妊産婦ネウボラでの健診受診時に利用者に渡され，妊娠中の生活指導や育児の準備に役立てられている。さらに，出産後も子どもネウボラで活用される。

文献

1）横山美江，Hakulinen Tuovi（編著）：フィンランドのネウボラに学ぶ　母子保健のメソッド．医歯薬出版，2018.

2）Tuominen M, Kaljonen A, et al：Relational Continuity of Care in Integrated Maternity and Child Health Clinics Improve Parents' Service Experiences. Int J Integr Care, 14：e029, 2014.

3）Tuominen M, Kaljonen A, et al：A Comparison of Medical Birth Register Outcomes between Maternity Health Clinics and Integrated Maternity and Child Health Clinics in Southwest Finland. Int J Integr Care, 8 (16)：1, 2016.

4）Tuominen M, Junttila N, et al：The effect of relational continuity of care in maternity and child health clinics on parenting self-efficacy of mothers and fathers with loneliness and depressive symptoms. Scand J Psychol, 57 (3)：193-200, 2016.

5）Lundahl B, Moleni T, et al：Motivational interviewing in medical care settings：a systematic review and meta-analysis of randomized controlled trials. Patient Educ Couns, 93 (2)：157-168, 2013.

6）Lundahl B, Burke BL：The effectiveness and applicability of motivational interviewing：a practice-friendly review of four meta-analyses. J Clin Psychol, 65 (11)：1232-1245, 2009.

7）Poutiainen H, Hakulinen T, et al：Associations between family characteristics and public health nurses'concerns at children's health examinations. Scand J Caring Sci, 28 (2)：225-234, 2014.

8）Poutiainen H, Hakulinen T, et al：Public health nurses' concerns in preschool-aged children's health check-ups. J Res Nurs, 20 (7)：536-549, 2015.

9）Valtonen R, Ahonen T, et al：Co-occurrence of developmental delays in a screening study of 4-year-old Finnish children. Dev Med Child Neurol, 46 (7)：436-443, 2004.

10）Poutiainen H, Hakulinen T, et al：Family characteristics and parents'and children's health behaviour are associated with public health nurses' concerns at children's health examinations. Int J Nurs Pract, 22 (6)：584-595, 2016.

11）Child Welfare Act 447/2007.
www.finlex.fi/fi/laki/kaannokset/2007/en20070417.pdf

12）Prinz RJ：Parenting and family support within a broad child abuse prevention strategy：Child maltreatment prevention can benefit from public health strategies. Child Abuse Negl, 51：400-406, 2016.

13）We are having a baby. National Institute for Health and Welfare, 2019.

II 児童虐待予防を目指した早期支援

横山美江

　ネウボラでは，子どもを持つすべての家庭に対して，出産後「配偶者（パートナー）による暴力・体罰に関する質問票」（p.80の資料2-8参照）を用いて暴力について評価する。もしパートナーからの暴力を経験した親がいれば，暴力による子どもへの影響について担当保健師から説明がなされる。

　また，健診時にしつけに対する態度やしつけの方法についても家族と議論する。もし，虐待が疑われる行為があれば，それは教育的しつけに起因するのか，あるいは親が状況を制御できなくなったために起こったのかを親と一緒に考え，話し合いを進めていく[1]。

　また，子どもは親をイライラさせるかについて尋ねることも重要であり，こうした話題を取り上げることで，しばしば親が家庭内での子どもの様子を話し，活発な議論となることもある[1]。親が子どもの正常な発達段階や年齢に関連するその他の課題（反抗期など）について認識しているかどうかについても確認する。なお，子どもネウボラでは，乳児を揺さぶることの危険性について，特に第1子をもうけた家族に説明している。

気になる家庭への追加支援

　明らかな虐待の徴候は認められないものの，気になる家庭に対しては，子どもネウボラでの定期健診や総合健診での支援を基本として，それぞれの家族の状況に応じて，保健師の追加診察や家庭訪問の追加，医師の追加診察，医師や心理療法士によるコンサルテーション，医療機関での特別なケアなどの追加支援がなされていく[2]。

　必要と判断されれば，複数の専門職からなるチームを形成し会議を開き議論する。親にさらなる情報提供の必要がある場合，あるいは育児負担が大きすぎると判断された場合には，適切なサービス機関の連絡先を紹介することも重要である。

健診の追加支援

　気になる家庭の親に対しては，通常の健診で実施すべき検査や指導項目に加え，子どもの世話の状況についての確認がなされる。日常の育児の様子や環境を尋ねるとともに，子どものときに虐待を受けた経験を有する親に対しては，より具体的な質問をすることが極めて重要となる（表2-4）。また，親の婚姻状況に関しても確認しなけ

表 2-4　気になる家庭への質問例

日常の育児の様子を具体的に聞く

・「この子をどのように世話していますか？」

・「子どもの行動でイライラするときには何をしますか？」

・「子どもが泣くときにはどうしていますか？」

・「あなた／あなたがたは子どもに食事をさせる，あるいは子どもを寝かせることが難しいと感じることがありますか？」など

育児環境がどのようなものかを把握する

・「子どもの世話や日々の生活において誰があなた／あなたがたを手伝ってくれますか？」

・「あなた自身のための時間は十分にありますか？」

・「あなたがたがお互いのために割く時間はありますか？」

・「あなたがたの関係性はいかがですか？」

・「家族の日常生活をどのようにやりくりしていますか？」など

子どものときに虐待を受けた経験を有する親への対応時

・「子どもをどのように育てていますか」

・「親としてどのように振舞っていますか」

ればならない[1]。

　なお，気になる家族に対しては，LT（レッツトーク・アバウト・チルドレン，p.47）の手法を活用して，その家族の強みや弱みについて話し合う時間を設け，家族の養育力を高める支援を実施している自治体も多い。

家庭訪問の追加支援

　ネウボラの利用者において，気になる家庭，あるいは児童虐待のリスクが高い家庭には，担当保健師による家庭訪問の追加支援が実施される。家庭訪問の重要な目的の一つは，親の健康維持を図ることである[1]。このような家庭訪問を成功させるためには，家族との信頼関係を保ちつつ，家庭訪問を早期に開始し，十分な頻度で行う必要がある。親の健康上の問題，あるいは精神保健上の課題がある場合には，虐待のリスクが高まることが指摘されており，早期に介入することで，そのリスクを低減させることができる[1]。

　家庭訪問では，子育てのやり方を具体的に家族と一緒にやってみること，子どものニーズを勘案しつつ，必要に応じて家族のために実質的な支援サービスを取り入れることが大切である。その際，家族の個々のニーズにあった内容を計画しなければならない。具体的な介入手法として，子どもの発達に関する保健指導，家事援助サービスなどの導入，子育て技術のトレーニング，または家庭環境における子どもと親との間でのポジティブな交流をサポートする支援が含まれる。家事援助サービスは，主に親の病気や出産時，離婚や死亡などの状況下で日常生活を維持するために提供される。こ

のサービスでは，掃除や食事の準備，洗濯などが提供される。家族全員を対象としたサービスを提供することも重要であり，不適切な養育についても話し合う時間も持つ。

　なお，長期的な介入では，家族の参加，目標の共有，訪問者と家族間の良好な関係の維持，および家族が提供されたサポートを受け入れることが，虐待を防止するために不可欠となる。

ネウボラにおける気になる家族への支援

　ネウボラの虐待対策として実施される支援は，予防的に行われるものである。一方で，ネウボラでは児童虐待のリスクが高い家族にもしばしば遭遇する。精神的健康問題や薬物・アルコール問題などで即座に対応が必要となるような深刻なケースばかりではなく，問題がはっきりとわからないケースもある[2]。このような場合の最善の対応は，基本的なネウボラでの聞き取りと家庭訪問に加え，追加の家庭訪問を実施し，家族の話し合いを手助けすることである。この他，必要に応じてピアグループやその他のサービスへつなげ，多職種の協力を得ることで支援する[2]。また，妊産婦ネウボラで実施する両親学級では，「配偶者（パートナー）からの暴力と建設的な言い争い，および暴力を自制すること」をテーマの一つとして取り上げ，DV を予防するよう支援している[2]。

　なお，家族が妊産婦ネウボラや子どもネウボラしか利用していない場合，家族の問題をその他の支援につなげる役割はネウボラの担当保健師にある[2]。

健診時における追加支援が必要となる利用者

産後うつ

　産後のホルモン活性の変化は，感情の起伏や気分の移り変わりに大きく影響することがある。すべてうまくいっているように見えても軽度の産後うつになっていることもある。症状としては，頻繁に泣く，いらだつ，食欲減退，睡眠障がい，激しい感情の起伏が挙げられる[3]。これらの症状に医療的な治療は特に必要なく，家族や友人に状況を話すことや十分な睡眠，栄養のある食事を取ることで，症状は和らいでいく。

　産後うつが数か月間続くこともある。症状としては，軽度のものと同様に頻繁に泣く，いらだつ，食欲減退，睡眠障がいのほか，無気力や無力感，自責の念にかられること，倦怠感や活力低下，絶望感や自己破壊的な考えが起こることなどが挙げられる[3,4]。これらの症状は，子どもや家族全体の健康に影響する[4]。重症でなければ気付かない場合もあり，本人が恥じて隠そうとする場合もある。しかし，治療せずに放置すると長期的な重度のうつに移行する可能性があり，症状があれば担当保健師や担当

医に話すよう促すことが重要である。また，産後うつを経験した母親が，次の妊娠時に再発するリスクは，産後うつを経験していない経産婦の 2 回目以降妊娠時と比較して 50〜60％高い[3-5]。

　産褥期精神病は深刻な問題であり，1,000 人に 1〜2 人の母親が罹患する。通常，産後 2 週間以内に発症し，症状としては，現実認識力の喪失と幻覚が挙げられる[5]。予後は良好だが，治療を要する。

　母親がうつの場合，父親の役割が大切になる。一方で，父親も子どもの誕生後にうつなどの問題を抱えることがある。そのため，母親だけではなく父親に対しても支援しなければならない[1]。

産後うつの要因

　産後うつの要因は，遺伝的な要因もあるが，計画性のない妊娠，若年妊娠，妊娠に関連する合併症，妊娠期のうつ症状から来るものとされている[5]。また，社会的な要因がうつ発症の可能性を上げることも指摘されている。孤立や社会的ネットワークの少なさ，夫婦関係（パートナーシップ）の問題，経済的問題，複雑な家族の問題，パートナーやその他の親族から得られる支援の不足にも関連している[4-7]。

産後うつの確認

　一般的に産後うつの検査には，容易に使用できるエジンバラ産後うつ病質問票（EPDS 質問票）が用いられる（資料 2-2）[8]。EPDS 質問票は，健診や家庭訪問において用いられ，母親の健康状態を把握するための一つの要素となる。EPDS 質問票は，直接的な診断には向かない。全体的評価なしに検査で用いることは，過剰な診断や保健サービスの無駄遣いへとつながるため，あくまで補完的なツールとして活用される。

　EPDS 質問票の 10 の質問項目に基づいて合計点数（0〜30）が得られ，この合計点数がうつ症状の深刻度を表す。点数が 13 点以上である場合は，より精密な検査を行うために，母親ないし配偶者（パートナー）を医師の外来診療へとつなぐべきとされている。点数が 10〜12 点の場合，2〜4 週間後に再度 EPDS 質問票を活用しながら健康状態のチェックをした方がよい[9-11]。もし，母親に自己破壊的な考えが見られる場合（EPDS 質問票の 10 番目の項目に該当），合計点数が 13 に満たなくても，直ちに支援を行わなければならない。

　EPDS 質問票の使用に当たっては，利用者の同意が必要とされており，利用者との合意に基づいて支援計画を作成したうえで質問票を使用する。

産後うつの治療と対処

　産後うつを早期に発見し治療するには，職員の能力や職域を越えた協力関係が不可

資料 2-2　エジンバラ産後うつ病質問票（EPDS 質問票）

　ご出産おめでとうございます。ご出産からいままでの間どのようにお感じになったかをお知らせください。今日だけでなく，過去 7 日間にあなたが感じられたことにもっとも近い答にアンダーラインを引いてください。必ず 10 項目に答えてください。

例）幸せだと感じた。

　　　　　　　　　・はい，つねにそうだった　　　・いいえ，あまりたびたびではなかった
　　　　　　　　　・はい，たいていそうだった　　　・いいえ，まったくそうではなかった

「はい，たいていそうだった」と答えた場合は過去 7 日間のことをいいます。このような方法で質問にお答えください。

［質問］

1. 笑うことができたし，物事の面白い面もわかった
　　　（0）いつもと同様にできた　　（1）あまりできなかった
　　　（2）明らかにできなかった　　（3）全くできなかった

2. 物事を楽しみにして待った
　　　（0）いつもと同様にできた　　（1）あまりできなかった
　　　（2）明らかにできなかった　　（3）ほとんどできなかった

3. 物事がうまくいかないとき，自分を不必要に責めた
　　　（3）はい，たいていそうだった　　（2）はい，時々そうだった
　　　（1）いいえ，あまりたびたびではなかった　　（0）いいえ，全くなかった

4. はっきりした理由もないのに不安になったり，心配したりした
　　　（0）いいえ，そうではなかった　　（1）ほとんどそうではなかった
　　　（2）はい，時々あった　　（3）はい，しょっちゅうあった

5. はっきりした理由もないのに恐怖に襲われた
　　　（3）はい，しょっちゅうあった　　（2）はい，時々あった
　　　（1）いいえ，めったになかった　　（0）いいえ，全くなかった

6. することがたくさんあって大変だった
　　　（3）はい，たいてい対処できなかった　　（2）はい，あまり対処できなかった
　　　（1）いいえ，たいていうまく対処した　　（0）いいえ，普段通りに対処した

7. 不幸せな気分なので，眠りにくかった
　　　（3）はい，ほとんどいつもそうだった　　（2）はい，時々そうだった
　　　（1）いいえ，あまり度々ではなかった　　（0）いいえ，全くなかった

8. 悲しくなったり，惨めになったりした
　　　（3）はい，たいていそうだった　　（2）はい，かなりしばしばそうだった
　　　（1）いいえ，あまり度々ではなかった　　（0）いいえ，全くそうではなかった

9. 不幸せな気分だったので，泣いていた
　　　（3）はい，たいていそうだった　　（2）はい，かなりしばしばそうだった
　　　（1）ほんの時々あった　　（0）いいえ，全くそうではなかった

10. 自分自身を傷つけるという考えが浮かんできた
　　　（3）はい，かなりしばしばそうだった　　（2）時々そうだった
　　　（1）めったになかった　　（0）全くなかった

※各質問とも4段階の評価で，10項目を合計する。

岡野禎治，宗田聡，他訳：産後うつ病ガイドブック．南山堂，2006．Cox JL, Holden JM, et al：Detection of postnatal depression. Development of the 10-item Edinburgh Postnatal Depression Scale. Brit J Psychiatry, 150：782-786, 1987 より一部改変

欠である。産後うつの大半は軽いものであり，担当保健師の心理社会的支援と情報提供が有効である[4, 11-14]。生活習慣などに関する情報提供も大切である[14]。出産準備と併せて両親に行われる教育[12]，ピアグループ[13]，担当保健師による家庭訪問[14]，心理療法は，うつ予防に有効である[14]。

　産後うつの場合は，うつそのものの治療に加え，子どもと家族の健康を包括的に支援する。軽度のものでは必要はないが，場合によっては精神科受診の必要性も検討すべきである。もし，両親にうつ症状，あるいはその他の精神健康的問題が見られる場合には，これらの問題に起因して親子の関係が損なわれることを予防するため，必要に応じて家族に家事援助サービスを導入する[2]。また，支援の要否を検討する際には，家族の経済状況と支援者がいるかについても確認する必要がある。

■アルコール・薬物問題

　アルコール・薬物問題を抱える家庭は，出産前のみにリスクがあるわけではない。こうした問題は，子どもとの早期の相互作用および愛着形成を妨げ，健やかな成長と発達にも悪影響を及ぼす。子どもへの身体的・情緒的ケアが行き届かず，虐待の恐れもある。アルコール・薬物問題を抱える親の多くが，大人としての責任の欠如，無秩序な日常生活，社会的孤立，あるいは経済的問題を抱えている。子どもの社会的養護が必要となる背景には親のアルコール・薬物問題があることが多い[15]。親がアルコールを飲みすぎることは，子どもに悪影響を及ぼし，親からお酒を飲むことを学ぶのである[16, 17]。しかし，アルコール・薬物問題のある家庭の子どもの大半はうまく自分の人生を生き抜いていく。

　なお，Pajulo ら[18]の調査では，フィンランドのある地域に居住する妊娠中の女性の6%がアルコールや薬物の問題を抱えていたと報告している。日本においては，妊娠中の飲酒率は4〜9%，妊娠中の喫煙率は7.5%との報告がある[19, 20]。

アルコール・薬物問題の確認

　ネウボラの定期健診（特に総合健診），追加の健診，家庭訪問あるいは両親学級においては，家族の抱える問題を明らかにし，健康に関する助言を行う。担当保健師や担当医は，アルコール・薬物使用を話題として取り上げる能力と勇気を持ち，親の行動変容を促し，必要であれば継続ケアへとつなぐ役割を担っている。

　家族がアルコール・薬物問題を抱えていることを疑う徴候として，ネウボラへの妊娠の連絡が通常より遅い，ネウボラの予約時間に来ない，予約なしにネウボラを訪問する，何らかの原因で社会的養護におかれた子どもがいる，アルコール・薬物依存を示唆するような症状が見られることが挙げられる。

　アルコール問題についての話し合いをするうえで，フィンランドでは飲酒習慣スクリーニングテスト（AUDIT 質問票）が用いられる（**資料 2-3**）。AUDIT 質問票の記入に要する時間は約 2〜3 分である。10 の質問で構成され，それぞれの質問には 0〜4 の点数が付けられ，合計点数は最高 40 点となる。妊娠中の女性の目標値は 0 点である。8 点以上はアルコールの超過使用を示している。回答の内容を確認し，それに関連してアルコール使用について話し合うことが望ましい。なお，利用者は自身のアルコール問題を誇張することもあれば，過小評価することもあり，回答の解釈の際は個人によっては誤った結果を示しうることに留意する。

アルコール・薬物問題の治療と対処

　ネウボラの重要な任務の 1 つは，アルコール・薬物問題を抱える妊婦，場合によってはそのパートナーも併せて，治療やケアを提供する機関を探してつなぎ，治療やケアに取り組むよう支援することである。親の子どもの健康を守りたいという思いが，多くの場合は外来診療を受け，アルコール・薬物を断った生活を維持しようとする意欲を支える。親であること，および愛着関係を支援することによって，断酒・断薬を促すことが可能となる[21]。解決の難しいアルコール・薬物問題には，集中治療と継続的な支援が必要である。

　治療やケアへつないだ際には，治療や育児へのモチベーションを高めるよう支援する。肯定的な態度で臨むこと，道徳を説かないことが肝要である。担当保健師や担当医は支援者としての態度，つまり話し方や声のトーン，あるいはジェスチャーに注意しなければならない。アルコール・薬物使用は，妊婦自身がいくら治療意欲を見せていても簡単に改善しないことが多い。少なくとも長期的で強固な専門的支援がなければ解決できない。このような妊婦の多くは，自身の家族背景に大きなトラブルがあり，これまでの人生で何度もトラウマを伴うような状況に遭遇してきたと考えられる。

　ケアの目標は妊婦の状況に応じて計画しなければならない[21]。例えば，ある妊婦にとっては，断酒・断薬，および親となることの準備を行うこと，ある妊婦にとっては，妊娠中の健診をできるかぎり頻繁に受け，アルコール・薬物の使用を減らすことが目標となる[22]。

アルコール・薬物問題における多職種協働

　ネウボラの担当保健師や担当医は，アルコール・薬物問題の支援のために，利用者

資料 2–3　飲酒習慣スクリーニングテスト（AUDIT）

1. あなたはアルコール含有飲料をどのくらいの頻度で飲みますか？
   □飲まない　□1か月に1回以下　□1か月に2〜4回　□1週間に2〜3回
   □1週間に4回以上

2. 飲酒するときは通常，純アルコール換算でどのくらいの量を飲みますか？（純アルコール量が選択肢に当てはまらない場合は，近いものを選んでください）
   □1〜2ドリンク（10〜20g）　□3〜4ドリンク（30〜40g）
   □5〜6ドリンク（50〜60g）　□7〜9ドリンク（70〜90g）
   □10ドリンク以上（100g以上）
   ※純アルコール目安：ビール中びん1本（500mL）＝20g，日本酒1合（180mL）＝22g，ウイスキーダブル（60mL）＝20g，焼酎（25度）1合（180mL）＝36g，ワイン1杯（120mL）＝12g

3. 1回にアルコール換算で60g以上飲酒することがどのくらいの頻度でありますか？
   □ない　□1か月に1回未満　□1か月に1回　□1週間に1回
   □毎日あるいはほとんど毎日

4. 過去1年間に，飲み始めると止められなかったことがどのくらいの頻度でありましたか？
   □ない　□1か月に1回未満　□1か月に1回　□1週間に1回
   □毎日あるいはほとんど毎日

5. 過去1年間に，普通だと行えることを飲酒をしていたためにできなかったことが，どのくらいの頻度でありましたか？（お酒を飲んだため車で外出できなかったなども含む）
   □ない　□1か月に1回未満　□1か月に1回　□1週間に1回
   □毎日あるいはほとんど毎日

6. 過去1年間に，深酒の後，体調を整えるために，朝の迎え酒をせねばならなかったことが，どのくらいの頻度でありましたか？
   □ない　□1か月に1回未満　□1か月に1回　□1週間に1回
   □毎日あるいはほとんど毎日

7. 過去1年間に，飲酒後，罪悪感や自責の念にかられたことが，どのくらいの頻度でありましたか？
   □ない　□1か月に1回未満　□1か月に1回　□1週間に1回
   □毎日あるいはほとんど毎日

8. 過去1年間に，飲酒のため前夜の出来事を思い出せなかったことが，どのくらいの頻度でありましたか？
   □ない　□1か月に1回未満　□1か月に1回　□1週間に1回
   □毎日あるいはほとんど毎日

9. 飲酒のために，あなた自身がけがをしたり，あるいは他の誰かにけがを負わせたことがありますか？
   □ない　□あるが，過去1年間はなし　□過去1年間にあり

10. 家族や親戚，友人，医師，あるいは他の健康管理に携わる人が，あなたの飲酒について心配したり，飲酒量を減らすように勧めたりしたことがありますか？
    □ない　□あるが，過去1年間はなし　□過去1年間にあり

に関係機関の情報を伝えるとともに，関係機関と協働することが重要である。家族が関係機関のサービスの利用者となったとしても，彼らが引き続きネウボラの利用者であることに変わりはない。また，妊産婦ネウボラと子どもネウボラの協働もより一層重要なものとなる。

　妊産婦ネウボラが協働する機関として，特殊医療機関産科外来の特殊外来診察室HAL*1外来が挙げられる。担当保健師や担当医は，こうした特殊外来診察室に親をつなぎ，診察を受けさせることができる。HAL外来では，多職種による治療やケアが提供され，医学的な妊娠検査に加えて，心理社会的支援も行われている。フィンランドでは，すべての大学病院にHAL外来が設けられている[22]。

　また，妊産婦ネウボラや子どもネウボラと協働する機関として出産医療機関が挙げられる。フィンランドでは，ほぼすべての女性が医療機関で出産するので，出産医療機関を通じてアルコール・薬物問題を把握できる場合がある。さらに，社会小児科の窓口は出産後に家族の支えとなる。社会小児科はアルコール・薬物問題を抱える家族を特に対象としており，受診は長期間にわたる[22]。社会小児科の診察ユニットは，ヘルシンキ市，トゥルク市，ポリ市，オウル市*2にあり，これらに加えて，すべての中央病院に児童精神科医が勤務している。

　NPO団体の母子寮・シェルター連盟は1990年以降，アルコール・薬物問題を抱える家族のためのケアモデルを開発してきた。このケアモデルでは，アルコール・薬物問題を抱える母親が，妊娠中から，あるいは出産後に，子どもと一緒に母子寮に住むことができるよう支援している。また，一部の自治体では，アルコール・薬物依存症患者のファミリーサポートハウス「パイヴァペルホ Päiväperho」を設置しており，利用者は必要な支援を受けることができる。パイヴァペルホは，児童保護，アルコール・薬物依存症支援，妊産婦ネウボラ・子どもネウボラ，療育，家族ネウボラの間をつなぐ役割を果たす。もちろん，ネウボラの担当保健師や担当医がこれらの機関につなぐこともある。

　薬物問題は犯罪に結び付くことが多いので，刑務所がネウボラに協力する場合もある。アルコール・薬物乱用者に対しては，ピアグループやデイケアセンター，各種団体から，さまざまなボランティア支援も提供される[22]。

妊婦の年齢に起因する特質

　妊娠の経過，出産，新生児の健康に影響を与える要因のうち，妊婦の年齢は留意すべきものの一つである。年齢が極めて若い妊婦と高齢の妊婦のどちらに対しても支援

＊1　huume, alkoholi, lääkeaineet の頭文字を取ったもの。それぞれ，麻薬，アルコール，薬物の意味。
＊2　フィンランドの地方行政区画には，「県 Maakunta」「市 Kaupunki」「町 Kunta」が存在する。「県 Maakunta」は日本の都道府県のような広域自治機能を有さないが，本書では行政区画階層理解の便宜上，「県」と表記する。このため，統治体制は実質的に国と基礎自治体（市町）の二層構造となっている。現在の県は地域計画などを担うにとどまるが，2021年に県の領域にほぼ沿ったウェルビーイング圏（アルエ）Hyvinvointialue の形成が決定され，2023年の設置に向けた取り組みが進んでいる。

表 2-5　35 歳以上の妊婦とその子どもに関連する健康上の問題

・妊娠糖尿病[32, 34]	・早産[31]（＜妊娠 37 週）
・子癇前症[32]	・低出生体重児の出産[31]（＜2,500 g）
・妊娠高血圧症候群[34]	・周産期死亡[32, 33]
・帝王切開[34-37]	

が必要となる。フィンランドの女性の平均初産年齢は30歳前後で，2011年は28.3歳，2019年は29.6歳と徐々に上がってきており，35歳以上で出産する女性の割合は増えている[23]。

若年妊産婦への支援

　若年の妊娠は，胎児の発育不全，低出生体重児の出産，早産，新生児死亡のリスクを高めることが指摘されている[24-30]。原因として，生物学的に未成熟であること，生活の乱れ，この他，フィンランドでは妊産婦ネウボラなどのサービスの不十分な利用などが報告されている[31,32]。

　若年妊産婦に対しては，授乳指導に加えて，妊娠中の栄養指導が重要である。栄養不足は，胎児の成長と発育，妊娠合併症など母子の健康に有害な影響を及ぼす恐れがある[29-33]。10代での妊娠では計画性のない妊娠が大部分を占めるため，妊娠中に避妊の必要性（計画性のある妊娠）について話し合うことも求められる[22]。若年妊婦の社会的支援のネットワークを特に詳しく確認し，ソーシャルワーカーと協働することもある。また，妊娠中からうつ症状の可能性に注意することも大切である。さらに，若年妊婦を対象とする両親学級を運営することもある。加えて，必要に応じてネウボラの家族ソーシャルワーク，養育支援，家族ネウボラ，あるいは家族心理士へとつないでいる。なお，若年妊産婦とその子どもはDVの被害者になるリスクが高い。そのため，DVの被害の可能性についても慎重に見極める必要がある。

高齢妊産婦への支援

　35歳以上の妊婦，特に40歳以上の妊婦でかつ初産婦は，表 2-5 に示す健康上の問題を引き起こすリスクが高く，これらに注意が必要となる。また，妊婦の年齢が上がるにつれて子どもの染色体異常，とりわけトリソミーのリスクが増加する[38]。

　一方で，35歳以上の妊婦，とりわけ初産婦は，栄養摂取に気を配り，自発的に情報収集するなど，若年妊婦よりも注意深く妊娠に備えていることが多い[22]。高齢妊婦の中には，リスクグループとして扱われることに苦痛を感じる人がいる。他方，入手可能なすべての情報を取得することを望んでいる[22]。そのため，通常よりも健診の診察時間を長く取るなどし，特別な望みや支援に配慮する必要がある。高齢妊婦は，若

年妊婦より将来の出産を肯定的に捉えるが，若年妊婦より出産を振り返ると困難だったと評価している[22]。

障がい児の妊娠・出産

　障がい児，あるいは何らかの病気を有する子どもを妊娠すると，母親は子どもの障がい，ないし病気の度合いについて恐怖を感じ，子どもがこれからの人生で生き延びていけるか，うまくやっていけるかについて思い悩むことが多い。さらに，母親の気力の落ち込みが，家族と周囲の環境に影響を与えることもある[39]。障がい児を抱える家族にとって，保健医療，各種団体，社会が提供する情報や支援，親族や友人の支援もまた大切である。専門職は支援ニーズがそれぞれの家族で異なることを理解して支援する必要がある。

最初の情報提供

　胎児の検査結果に異常が見られる場合には，妊婦を必要に応じて専門医療を提供する産科外来診療室につなげる。胎児の異常あるいは疾病についての情報は医師が説明する。家族は，情報と支援，開かれた話し合いを望んでおり，治療やケアを担当する職員は，最初の情報提供において，自由な意見交換，家族のそばにいてその声に耳を傾けること，誠実な情報提供を行うことが重要である[22]。

　他方，家族は自分たちで冷静に考える時間も必要である[22]。妊婦は家族と一緒に妊娠を継続するか否かを話し合い，継続する場合は妊娠に対し最後まで心理社会的支援を行うことが重要である。

妊娠中の支援と支援ミーティング

　支援者は子どもの障がいや病気の深刻さと治療やケアの可能性について情報提供する[40]。誕生後にどのようなことが起こりうるかについて，具体的にイメージできるよう支援することが大切である。情報提供の機会として，両親の希望により開催される支援のためのミーティングなどがある。ミーティングには，両親が選んだ人々と，質問に回答できる医師やその他の専門職に参加を呼びかける。ミーティングは，障がいや病気が明らかになった直後に，家族が希望する場所で，できれば妊娠中に開催するのが望ましい[22]。出産が近付くにつれて恐怖心が生じることがあれば，担当保健師，病院の助産師，および医師と話し合うことが推奨される。

　必要に応じて出産恐怖症診療室を受診させることもできる。また，ピアグループの情報も提供する。例えば，電話相談，支援団体のインターネットサイトの情報や資料などを提供する。

社会的扶助

　フィンランドでは，深刻な病気を抱える子どもの親は特別介護金が給付される[22]。Kela（国民年金庁）の特別介護金は，16歳未満の難病の子ども，あるいは重い障がいを持つ子どもの親が，子どもの介護ないしリハビリテーションのために一時的に仕事を中断せざるをえない場合に支払われる。

▌多胎児家庭

　多胎妊娠は，妊婦に予期しない驚きとして受け止められ，妊娠中に気分が変わりやすくなることがある。最も典型的な不安要素は，誕生する子どもたちの健康，家族の経済状況，複数の子どもとやっていけるかというものである。適切な医療を提供することはもとより，肯定的で力付けるような支援，多胎妊娠と出産に関する十分な知識に基づいた指導，ピアグループにつなげることが，多胎妊娠中の家族の大きな助けとなる。

　多胎児家庭の母親は，多胎児の乳児期が最もつらくて困難だと感じることが多く，特に睡眠不足や疲労感が深刻な状態となる場合が少なからずある。そのため，出産後すぐに利用できる家事援助サービスや育児支援を妊娠中から十分に準備し，担当保健師はこれらについて両親に情報提供する必要がある。また，妊娠中から同時授乳法や多胎児育児のイメージができるよう支援することが重要である。

　双子の同時授乳法には，母乳栄養のみによる同時授乳，混合栄養による同時授乳，人工栄養（人工乳）のみによる同時授乳がある。母乳栄養のみによる同時授乳法では，双子に体重差がある場合，あるいは左右で母乳の出方（出る量）に差が認められる場合がある。そのため，どちらの双子にもまんべんなく左右両方から授乳させる必要がある。2人が交互に左右を入れ替えて授乳ができるように留意する。混合栄養による同時授乳も同様の配慮が必要である。

　さらに，多くの多胎児は出生時に低体重（日本人の場合，平均出生体重は双子2,300 g[41]，三つ子1,700 g[42]）で出生するため，母親は子どもの成長や発育に思い悩むことも多い。そのため，双子や三つ子は1歳くらいには単胎児に少し小さいながらも急激に追い付き，双子では5歳くらいまでにはほとんど差はなくなることも，育児情報として伝えておく必要がある。

■児童虐待のリスク要因と徴候

▌児童虐待のリスク要因

　児童虐待のリスク要因には，子どもに関連する要因，親に関連する要因，家族に関連する要因がある（表2-6）。いずれのリスク要因も単独では必ずしも虐待のリスク

表 2-6　児童虐待のリスク要因

子どもに関するリスク要因	・精神的な未熟さ[65]，感情的冷淡[66]
・早産，低出生体重[43]	・親の子どもの頃の虐待経験[67, 68]
・障がい[44, 45]，言語発達不良[46]，低年齢 (新生児期)[47]	・低学歴[69]，若年[71, 72]，犯罪歴[73]
・子どもの要因：行動上の問題[48]，すぐ泣くこと[49]，反抗，不従順，子どもが母親に子ども時代の記憶を蘇らせる，子どもが母親を嫌っている／拒否している，子どもが母親を怒らせる，子どもが母親の期待に応えることができない[50, 51]	・望まない妊娠／妊娠の否定[74]
	・離婚[75]，ひとり親[76]
	・権威的な子育てのスタイルとそのしつけの実践[77]
	・子どもに対する非現実的な期待[78]
・乳幼児揺さぶられ症候群：未熟児，双生児，男児，子どもがよく泣く[52, 53]	・極端な過保護[79]
	・治療の不遵守，約束を守らない[80]
・代理ミュンヒハウゼン症候群：2 歳未満の子ども，母親が暴力の加害者，しばしばきょうだいに複雑な病歴がある，またはきょうだいのいずれかが突然死している[54, 55]	**家族に関するリスク要因**
	・親密なパートナーからの暴力 (家庭内暴力)[81-83]
	・多産家族[62]
親に関するリスク要因	・低所得世帯，社会経済的弱者，失業[84-86]
・薬物乱用[56, 57]，アルコール乱用[58, 59]，喫煙[60]	・過去の児童保護の介入[87]
・健康状態の悪化[61]	・家族の社会的孤立[88]，社会的サポートの欠如[89]
・精神保健上の問題[62, 63]	・親が専門職と話をしたがらない[90]
・父親または母親の子どもの世話への関与が低い[64]	・家族のストレスまたは危機[91]

が高いとは言えず，子ども，親，ならびに家族の状況を包括的に考慮する必要がある。

▍児童虐待の徴候

　虐待を主訴に子どもを受診させる親はいない。そのため，子どもの発育・発達，身体の状況，子どもの表情，親子の受診態度，あるいは親子関係を通じて「不自然さ」を見逃さないことが重要である (表 2-7)。健診の身体計測時には，身長や体重の増加がある時期から少ない，あるいは横ばいの場合，特に極端なやせや低身長などがある場合には，ネグレクトが疑われる[92]。

文献

1) Paavilainen E, Flinck A：Hotus Clinical guideline：Efficient methods for identifying child maltreatment in social and health care. 2015.

2) 横山美江，Hakulinen Tuovi (編著)：フィンランドのネウボラに学ぶ―母子保健のメソッド. 医歯薬出版，2018.

3) Leahy-Warren P, McCarthy G：Postnatal depression：prevalence, mothers' perspectives, and treatments. Arch Psychiatr Nurs, 21 (2)：91-100, 2007.

4) National Institute for Health and Clinical Excellence (NICE). Antenatal and postnatal mental health. Clinical management and service guidelines. Nice clinical guideline 45. London, 2007.

5) Paavonen J, et al：On the origin of psychiatric disorders：An interplay of genetic and environmental factors. Review. Finnish Medical Journal, 49 (64)：4255-4261, 2009.

6) Mackey A, Petrucka P：Technology as the key to women's empowerment：a scoping review. BMC Womens Health, 21

表 2-7　児童虐待の徴候

身体的徴候

・成長不順：やせ，低身長[92]

・打撲痕：大腿・胴体・上腕・殿部への痕，（治癒段階の異なる）複数の痕，物体による受傷が疑われる痕，生後 9 か月未満の受傷[92-98]

・裂傷痕：物体による受傷が疑われる裂傷痕[96,97]

・熱傷痕：物体・たばこによる受傷が疑われる痕[100]

・その他の損傷痕：皮膚・頭部・骨・腹部・会陰の損傷痕[92-94,100,101]

・発作[99]

・睡眠障害[99]

・呼吸停止[99]

その他の徴候

・感情的負荷，恐怖心，内気・怯えなど[1]

・心身症的症状（例：腹痛および頭痛）[1]

・薬物乱用，うつ病，適応上の問題，登校に関する問題[1]

・長期的な感情または行動に関する問題，子どもが受診を繰り返す[1]

・家庭内で見られる徴候（散らかっている，家が荒れている）[1]

（1）：78, 2021.

7）Ramchandani PG, Stein A, et al：Depression in men in the postnatal period and later child psychopathology：A population cohort study. J Am Acad Child Adolesc Psychiatry, 47（4）：390-398, 2008.

8）Gibson J, McKenzie-McHarg K, et al：A systematic review of studies validating the Edinburgh Postnatal Depression Scale in antepartum and postpartum women. Acta Psychiatr Scand, 119（5）：350-364, 2009.

9）Australia Government：Clinical practice guidelines. Depression and related disorders -anxiety, bipolar disorder and puerperal psychosis- in the perinatal period. A guideline for primary care health professionals. Australian Government. National Health and Medical Research Council. 2011.

10）Glavin K：Preventing and treating postpartum depression in women - a municipality model. J Res Nurs, 17（2）：142-156, 2012.

11）Cox JL, Holden JM, et al：Detection of postnatal depression：Development of the 10-item Edinburgh Postnatal Depression Scale. Br J Psychiatry, 150：782-786, 1987.

12）Matthey S, Kavanagh DJ, et al：Prevention of postnatal distress or depression：An evaluation of an intervention at preparation for parenthood classes. J Affect Disord, 79（1-3）：113-126, 2004.

13）Dennis C-L：The effect of peer support on postpartum depression：A pilot randomized controlled trial. Can J Psychiatry, 48（2）：115-124, 2003.

14）Dennis C-L, Dowswell T：Psychosocial and psychological interventions for preventing postpartum depression. Cochrane Database of Syst Rev, Issue 2. Art, 2013.

15）Sarkola T, Kahila H, et al：Risk factor for out-of-home custody child care among families with alcohol and substance abuse problems. Acta Paediatr, 96（11）：1571-1576, 2007.

16）Coffelt NL, Forehand R, et al：A longitudinal examination of the link between parent alcohol problems and youth drinking：The moderating roles of parent and child gender. Addict Behav, 31（4）：593-605, 2006.

17）Seljamo S, Aromaa M, et al：Alcohol use in families：A 15-year prospective follow- up study. Addiction, 101（7）：984-992, 2006.

18）Pajulo M, Savonlahti E, et al：Antenatal depression, substance dependency and social support. J Affect Disord, 65（1）：9-17, 2001.

19）Kaneita Y, Sone T, et al：Prevalence of smoking and associated factors among pregnant women in Japan. Prev Med, 45（1）：15-20, 2007.

20）松村貴代，谷口千穂，他：京都市における妊婦の喫煙・飲酒の状況について．日本公衛誌，56（9）：655-660，2009.

21）Pajulo M, Suchman N, et al：Enhancing the effectiveness of residential treatment for substance abusing pregnant and parenting women：Focus on maternal reflective functioning and mother-child relationship. Infant Ment Health J, 27（5）：448, 2006.

22）Äitiysneuvolaopas Suosituksia äitiysneuvolatoimintaan. Klemetti R, Hakulinen T（eds）, 2013 www.julkari.fi/bitstream/handle/10024/110521/THL_OPA2013_029_verkko.pdf?sequence=3&isAllowed=y

23）Statistics Finland. Births 2019, www.stat.fi/til/synt/2019/synt_2019_2020-04-24_en.pdf

24）Raatikainen K, Heiskanen N, et al：Good outcome of teenage pregnancies in high-quality maternity care. Eur J Public Health, 16（2）：157-161, 2006.

25）Abu-Heija A, Ali AM, et al：Obstetric and perinatal outcome of adolescent nulliparous pregnant women. Gynecol Obstet Invest, 53（2）：90-92, 2002.

26）Adelson PL, Frommer MS, et al：Teenage pregnancy and fertility in New South Wales：an examination of fertility trends, abortion and birth outcomes. Aust J Public Health, 16（3）：238-244, 1992.

27）Fraser AM, Brockert JE, et al：Association of young maternal age with adverse reproductive outcomes. N Engl J Med, 332（17）：1113-1117, 1995.

28）Jolly MC, Sebire N, et al：Obstetric risks of pregnancy in women less than 18 years old. Obstet Gynecol, 96（6）：962-966, 2000.

29）van der Klis KA, Westenberg L, et al：Teenage pregnancy：trends, characteristics and outcomes in South Australia and Australia. Aust N Z J Public Health, 26（2）：125-131, 2002.

30）Olausson PM, Cnattingius S, et al：Determinants of poor pregnancy outcomes among teenagers in Sweden. Obstet Gynecol, 89（3）：451-457, 1997.

31）Hemminki E, Gissler M：Births by younger and older mothers in a population with late and regulated childbearing：Finland 1991. Acta Obstet Gynecol Scand, 75（1）：19-27, 1996.

32）Hoffman SD：Teenage childbearing is not so bad after all... or is it？A review of the new literature. Fam Plann Perspect, 30（5）：236-239, 1998.

33）Henrickson T：Nutrition and pregnancy outcome. Nutr Rev, 64（5）：519-523, 2006.

34）Hoffman MC, Jeffers S, et al：Pregnancy at or beyond age 40 years is associated with an increased risk of fetal death and other adverse outcomes. Am J Obstet Gynecol, 196（5）：e11-3, 2007.

35）Jacobsson B, Ladfors L, et al：Advanced maternal age and adverse perinatal outcome. Obstet Gynecol, 104（4）：727-733, 2004.

36）Joseph KS, Allen AC, et al：The perinatal effects of delayed childbearing. Obstet Gynecol, 105（6）：1410-1418, 2005.

37）Luke B, Brown MB：Elevated risk of pregnancy complications and adverse outcomes with increasing maternal age. Hum Reprod, 22（5）：1264-1272, 2007.

38）Fonseca A, Nazaré B, et al：Patterns of parental emotional reactions after a pre- or postnatal diagnosis of a congenital anomaly. J Reprod Infant Psychol, 29（4）：320-333. 2011.

39）Miquel-Verges F, Woods SL, et al：Prenatal Consultation With a Neonatologist for Congenital Anomalies：Parental Perceptions. Pediatrics, 124（4）：e573-e579, 2009.

40）Áskelsdóttir B, Conroy S, et al：From Diagnosis to Birth. Parents' Experience When Expecting a Child With Congenital Anomaly. Adv Neonatal Care, 8（6）：348-354, 2008.

41）Ooki S, Yokoyama Y：Reference birth weight, length, chest circumference, and head circumference by gestational age in Japanese twins. J Epidemiol, 13（6）：333-341, 2003.

42）Yokoyama Y, Pitkäniemi J, et al：Development of body mass index of Japanese triplets from birth until the onset of puberty. Twin Res Hum Genet, 16（4）：861-868, 2013.

43）Cederbaum JA, Putnam-Hornstein E, et al：Infant birth weight and maltreatment of adolescent mothers. Am J Prev Med, 45（2）：197-201, 2013.

44）Maclean MJ, Sims S, et al：Maltreatment Risk Among Children With Disabilities. Pediatrics, 139（4）：e20161817, 2017.

45）Seppälä P, Vornanen R, et al：Are Children With a Number of Disabilities and Long-Term Illnesses at Increased Risk of Mental Violence, Disciplinary Violence, and Serious Violence？. J Interpers Violence, 36（23-24）：11409-11434, 2021.

46）Sylvestre A, Bussières ÈL, et al：Language Problems Among Abused and Neglected Children：A Meta-Analytic Review. Child Maltreat, 21（1）：47-58, 2016.

47）Mitchell IC, Norat BJ, et al：Identifying Maltreatment in Infants and Young Children Presenting With Fractures：

Does Age Matter? Acad Emerg Med, 28（1）: 5-18, 2021.

48) Miragoli S, Balzarotti S, et al : Parents' perception of child behavior, parenting stress, and child abuse potential : Individual and partner influences. Child Abuse Negl, 84 : 146-156, 2018.

49) Reijneweld SA, van der Wal MF, et al : Infant crying and abuse. The Lancet, 364（9）: 1340-1342, 2004.

50) Timmer SG, Ware LM, et al : The effectiveness of parent-child interaction therapy for victims of interparental violence. Violence Vict, 25（4）: 486-503, 2010.

51) Ricci L, Giantris A, et al : Abusive head trauma in Maine infants : medical, child protective, and law enforcement analysis. Child Abuse Negl, 27（3）: 271-283, 2003.

52) Tursz A, Cook JM : Epidemiological data on shaken baby syndrome in France using judicial sources. Pediatr Radiol, 44（S4）: S641-646, 2014.

53) Vinchon M : Shaken baby syndrome : what certainty do we have? Childs Nerv Syst, 33（10）: 1727-1733, 2017.

54) Thomas K : Munchausen Syndrome by Proxy : Identification and Diagnosis. J Pediatr Nurs, 18（3）: 174-180, 2003.

55) Galvin HK, Newton AW, et al : Update on Munchausen syndrome by proxy. Curr Opin Pediatr, 17（2）: 252-257, 2005.

56) O'Sullivan D, Watts J, et al : Child maltreatment severity, chronic substance abuse, and disability status. Rehabil Psychol, 63（2）: 313-323, 2018.

57) Doidge JC, Higgins DJ, et al : Risk factors for child maltreatment in an Australian population-based birth cohort. Child Abuse Negl, 64 : 47-60, 2017.

58) Patwardhan I, Hurley KD, et al : Child maltreatment as a function of cumulative family risk : Findings from the intensive family preservation program. Child Abuse Negl, 70 : 92-99, 2017.

59) Locke TF, Newcomb MD : Child Maltreatment, Parent Alcohol- and Drug-Related Problems, Polydrug Problems, and Parenting Practices : A Test of Gender Differ-ences and Four Theoretical Perspectives. J Fam Psychol, 18（1）: 120-134, 2004.

60) Toomey S, Bernstein H : Child abuse and neglect : prevention and intervention. Curr Opin Pediatr, 13（2）: 211-215, 2001.

61) Brown J, Cohen P, et al : A longitudinal analysis of risk factors for child maltreatment : findings of a 17-year prospective study of officially recorded and self-reported child abuse and neglect. Child Abuse Negl, 22（11）: 1065-1078, 1998.

62) Baldwin H, Biehal N, et al : Antenatal risk factors for child maltreatment : Linkage of data from a birth cohort study to child welfare records. Child Abuse Negl, 107 : 104605, 2020.

63) Clemens V, Berthold O, et al : Lifespan risks of growing up in a family with mental illness or substance abuse. Sci Rep, 10（1）: 15453, 2020.

64) Bethea L : Primary Prevention of Child Abuse. Am Fam Physician, 59（6）: 1577-1585, 1999.

65) DiLauro MD : Psychosocial Factors Associated with Types of Child Maltreatment. Child Welfare League of America, 83（1）: 69-99, 2004.

66) Perez-Albeniz A, de Paul J : Gender differences in empathy in parents at high- and low-risk of child physical abuse. Child Abuse Negl, 28（3）: 289-300, 2004.

67) Ertem IO, Leventhal JM, et al : Intergenerational continuity of child physical abuse : how good is the evidence? The Lancet, 356（2）: 814-819, 2000.

68) Assink M, Spruit A, et al : The intergenerational transmission of child maltreatment : A three-level meta-analysis. Child Abuse Negl, 84 : 131-145, 2018.

69) van Berkel SR, Prevoo MJL, et al : Prevalence of child maltreatment in the Netherlands : An update and cross-time comparison. Child Abuse Negl, 103 : 104439, 2020.

70) Turner HA, Vanderminden J, et al : Child Neglect and the Broader Context of Child Victimization. Child Maltreat, 24（3）: 265-274, 2019.

71) Sakai S, Nagamitsu S, et al : Characteristics of socially high-risk pregnant women and children's outcomes. Pediatr Int, 62（2）: 140-145, 2020.

72) Gross-Manos D, Haas BM, et al : Why Does Child Maltreatment Occur? Caregiver Perspectives and Analyses of Neighborhood Structural Factors Across Twenty Years. Child Youth Serv Rev, 99 : 138-145, 2019.

73) Mulder TM, Kuiper KC, et al : Risk factors for child neglect : A meta-analytic review. Child Abuse Negl, 77 : 198-210, 2018.

74) Zuravin SJ : Unplanned childbearing and family size : their relationship to child neglect and abuse. Fam Plann Perspect, 23（4）: 155-161, 1991.

75) Narayan A, Cicchetti D, et al : Interrelations of maternal expressed emotion, maltreatment, and separation/divorce

and links to family conflict and children's externalizing behavior. J Abnorm Child Psychol, 43（2）：217-228, 2015.

76）Zerr AA, Newton RR, et al：Household composition and maltreatment allegations in the US：Deconstructing the at-risk single mother family. Child Abuse Negl, 97：104123, 2019.

77）DiLauro MD：Psychosocial Factors Associated with Types of Child Maltreatment. Child Welfare League of America, 83（1）：69-99, 2004.

78）Peck MD, Priolo-Kapel D：Child Abuse by Burning：A review of the Literature and an Algorithm for Medical Investigation. J Trauma, 53（5）：1013-1022, 2002.

79）Paavilainen E, Tarkka M-T：Definition and Identification of Child Abuse by Finnish Public Health Nurses. Public Health Nurs, 20（1）：49-55, 2003.

80）Murphey DA, Braner M：Linking Child Maltreatment Retrospectively to Birth and Home Visit Records：An Initial Examination. Child Welfare, 79（6）：711-728, 2000.

81）Li S, Zhao F, et al：Childhood maltreatment and intimate partner violence victimization：A meta-analysis. Child Abuse Negl, 88：212-224, 2019.

82）Ahmadabadi Z, Najman JM, et al：Maternal intimate partner violence victimization and child maltreatment. Child Abuse Negl, 82：23-arent33, 2018.

83）Rumm PD, Cummings P, et al：Identified spouse abuse as a risk factor for child abuse. Child Abuse Negl, 24：1375-1381, 2000.

84）St-Laurent D, Dubois-Comtois K, et al：Intergenerational continuity/discontinuity of child maltreatment among low-income mother-child dyads：The roles of childhood maltreatment characteristics, maternal psychological functioning, and family ecology. Dev Psychopathol, 31（1）：189-202, 2019.

85）Eckenrode J, Smith EG, et al：Income inequality and child maltreatment in the United States. Pediatrics, 133（3）：454-461, 2014.

86）Conrad-Hiebner A, Byram E：The Temporal Impact of Economic Insecurity on Child Maltreatment：A Systematic Review. Trauma Violence Abuse, 21（1）：157-178, 2020.

87）Tursz A, Cook JM：Epidemiological data on shaken baby syndrome in France using judicial sources. Pediatr Radiol, 44（S4）：S641-646, 2014.

88）Lee SJ, Ward KP, et al：Parental Social Isolation and Child Maltreatment Risk during the COVID-19 Pandemic. J Fam Violence, 37（5）：813-824, 2022.

89）Mollerstrom WW, Patchner MA, et al：Family Functioning and Childs Abuse Potential. J Clin Psychol, 48（4）：445-454, 1992.

90）Paavilainen E, Tarkka M-T：Definition and Identification of Child Abuse by Finnish Public Health Nurses. Public Health Nurs, 20（1）：49-55, 2003.

91）Sprang G, Clark JJ, et al：Factors that contribute to child maltreatment severity：a multi-method and multidimensional investigation. Child Abuse Negl, 29：335-350, 2005.

92）Dubowitz H, Bennett S：Physical abuse and neglect of children. Lancet, 369（9576）：1891-1899, 2007.

93）Feldman KW, Tayama TM, et al：A Prospective Study of the Causes of Bruises in Premobile Infants. Pediatr Emerg Care, 36（2）：e43-e49, 2020.

94）Kemp AM, Maguire SA, et al：Bruising in children who are assessed for suspected physical abuse. Arch Dis Child, 99（2）：108-113, 2014.

95）Ward MG, Ornstein A, et al：Canadian Paediatric Society, Child and Youth Maltreatment Section. The medical assessment of bruising in suspected child maltreatment cases：A clinical perspective. Paediatr Child Health, 18（8）：433-442, 2013.

96）American Academy of Pediatrics Committee on Child Abuse and Neglect. When In-flicted Skin Injuries Constitute Child Abuse. Pediatrics, 110（3）：644-645, 2002.

97）Davies FC, Coats TJ, et al：A profile of suspected child abuse as a subgroup of major trauma patients. Emerg Med J, 32（12）：921-925, 2015.

98）Truman P：Physical child abuse. Nursing Standard, 14（50）：33-34, 2000.

99）Cheung KK：Identifying and Documenting Findings of Physical Child Abuse and Neglect. J Pediatr Health Care, 13（3Pt1）：142-143, 1999.

100）American Academy of Pediatrics Committee on Child Abuse and Neglect. When Inflicted Skin Injuries Constitute Child Abuse. Pediatrics, 110（3）：644-645, 2002.

101）Babl FE, Pfeiffer H, et al：Paediatric Research in Emergency Departments International Collaborative（PREDICT）. Paediatric abusive head trauma in the emergency department：A multicentre prospective cohort study. J Paediatr Child Health, 56（4）：615-621, 2020.

Ⅲ　子どもと家族を支える対話型子育て支援「レッツトーク・アバウト・チルドレン」

上野里絵，長田洋和，トゥッティ・ソランタウス

ここでは，フィンランドのプロジェクトである「子どもと家族への効果的な取り組み」の中で2001年に開発された，子どもと家族への支援法「レッツトーク・アバウト・チルドレン（Let's Talk About Children）」を紹介する。

子どもと家族への効果的な取り組み

フィンランドでは，保健医療・福祉サービスを利用するすべての人は，子育てと子どものサポートを受けられる権利が法で定められている。

「子どもと家族への効果的な取り組み」は，子どものウェルビーイングを促進し，発達上の問題を予防する支援法の開発，研究，および実践に焦点を当てている。本取り組みは，フィンランドのネウボラなどのあらゆるサービスをはじめ，保育園・幼稚園，学校でも実施されている[1]。

本取り組みの目的は，子どもの発達のサポートおよび負の世代間伝達の予防であり，家庭，保育園・幼稚園，学校および余暇活動といった子どもの日常生活に重点をおいている。子どもの発達の促進および問題の予防的支援法は，フィンランドにおいてマタニティケアと，保育園・幼稚園，学校，および児童，青年，成人を対象とするさまざまなサービスを提供する場で用いられている。

レッツトーク・アバウト・チルドレン（LTC）

「子どもと家族への効果的な取り組み」では，家族のさまざまなニーズに応えるため5つの支援法が開発された[2]。レッツトーク・アバウト・チルドレン（Let's Talk About Children：LTC）はこの支援法の1つであり，筆者のソランタウス（児童精神科医）が開発したものである。LTCは，プライマリヘルスケアおよび精神科サービスで実施されるように立案されたもので，普遍的な支援法である。LTCは，原則2回のセッションで，親と専門職が子どもに焦点を当てた対話を行う[3,4]。

LTCは，妊娠期から18歳以下の子どもを育てている親が対象であるため，子どもと家族への支援に重要な，早期かつ切れ目ない一貫した支援を行うことができる。これは，子育て支援先進国のフィンランドにて開発されたLTCならではの精巧さであり，目を見張るものがある。

2013年のフィンランド社会保健省の報告書で，LTCはエビデンスのある支援法として明記され，2014年のアクションプランで，LTCをフィンランド全土で実施すべきと提言しており，ネウボラなどの支援機関での実施が推奨されている。

本稿では，保健医療サービスでのLTCについて紹介する。

▌LTCの理論的背景

LTCは，レジリエンスの社会生態学的理論[5]，および子どもと環境との発達の相乗的相互作用モデル[6]を理論的枠組としている。レジリエンスは，逆境下での定型発達を意味し，Rutter[7]によれば「鉄」のように，ストレスや逆境下での経験により培われるとしている。ここで重要なのは，レジリエンスを，個人と環境との間の，重層的かつ力動的に進行するプロセスとして理解することである。個人には特定の要因（自己効力感，自尊心など）が後のレジリエンスに影響する一方，こうした影響をどのように受けるかは，個人が生活する環境の中で「問題解決」や「効果的な対処」の機会があったかどうか，に左右される。Sameroff[6]によれば，レジリエンスは社会生態学的文脈での相乗的相互作用モデルから子どもの発達を理解することにリンクしていると言う。つまり，子どもの日常における環境との関わりにより「定型」発達も，レジリエンスも，その根幹が形成される，という考え方である。この考えから，LTCは，子どもの日常生活での「強み」と「気になる点」の両側面を親とともに理解しながら，子どもの日々の活動と子どもを取り巻く環境との間での相乗的相互作用をサポートする。

▌LTCの目的

LTCの最も重要な目的は，子どもの特異的なニーズおよび生活状況を考慮しながら，家庭，保育園・幼稚園，学校，余暇活動といった，子どもの日常生活（つまり発達環境）をできるだけ良くすることである[1]。詳細を表2-8に示す。

LTCは，前述の支援を親の治療過程に組み込むことも目的としている。また，LTCは家族の誰かを治療するものではないが，家族員が治療を必要とする場合は，このニーズに対応する。他にも，経済的困窮，失業，および対人関係といった他の問題が明らかとなった場合は，適切なサービスにつながるよう支援する[4]。

▌LTCの研究

LTCの有用性については，これまでに数々の報告がなされている[8-10]。LTCを実施した専門職を対象にした研究では，支援に関する知識や技術が有意に向上した。また専門職自身の最も大きな肯定的変化では，仕事への満足とモチベーションの向上であった[11]。p.51「LTCの特徴」で述べているように，LTCは専門職のことを考えて開発されたことを裏付けている。

表 2-8　LTC の目的

> ・親が子どもをサポートする方法を，親自身が見出せるように支援すること
> ・親が家族のソーシャルネットワークを活用できるように支援すること
> ・必要時，必要なサービスに家族がアクセスできるように支援すること

　フィンランドの前述の研究[8]をほぼ追試する形で，日本でも LTC の安全性，実行可能性，有用性を調べる予備的研究を実施した[12]。その結果，日本での LTC の安全性（有害事象の有無を主観的回答および客観的指標を用いて測定），実現可能性（LTC の介入完了率），有用性（ソランタウスが開発した 17 項目の質問に対する回答）が示された。さらに，研究参加者である精神疾患を持つ親自身のウェルビーイング，子育ての自信は向上し，子どもの心配事は減少した。研究参加者全員の治療へのモチベーションは上昇し，LTC は役立つとの回答を得た。本研究は予備的研究であり，フィンランドの研究と参加者数などの相違はあるが，結果はおおむね一致した。

▌レッツトーク・アバウト・チルドレン・サービスモデル（LT-SM）

　フィンランドでは，地域の課題を解決するため，LTC を中核としたサービスモデルを構築し，ポピュレーションレベルのアプローチを実施している。LT-SM とは，子どもと家族への支援において，大きな障壁となっている分断された縦割りのサービス，およびサービス間の共通目標の欠如を克服するために考案されたコミュニティベースモデルである。ここでは，フィンランド中部に位置するラーヘ地区で実施された LT-SM と研究報告を紹介する。

　ラーヘ地区では，2010 年から経済や政治において不安定な状況となり，福祉サービスに大きな影響が及ぼされ，子どもの親権に関する問題も急増した。そこで，ラーヘ地区の 3 つの自治体では，要保護児童に係る課題に対応すべく，保健医療，社会福祉，教育，および関係する NGO が互いに協働し，子どもの日常生活を支え，統合されたサービスを構築するという共通目標に向かって，LT-SM が実施された。

　ラーヘ地区の LT-SM は，精神保健，薬物依存，重篤な身体疾患に対する保健医療サービス，および保育園・幼稚園では年 1 回，学校では半年に 1 回のペースですべての幼児・児童の親へ向けて実施された。

　ラーヘ地区での LT-SM の評価について報告がなされている（図 2-1）。2009 年から 2016 年の 17 歳以下人口に占める要保護児童割合について，フィンランド全土とラーヘ地区を比較した。ラーヘ地区で LT-SM の施行がルーティン化した 2013 年前後で大きな差が見いだされた。2013 年以前，全国の要保護児童割合は有意に増加しており，ラーヘ地区では微増，あるいはほとんど横ばいであったが，2013 年を境に，全国では増加の一途だったこと（色の曲線）に対して，ラーヘ地区では有意な減少と

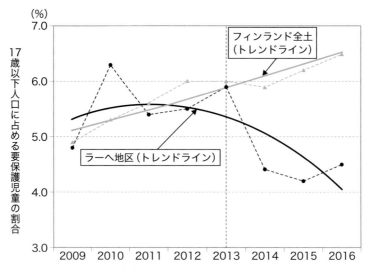

図2-1　フィンランド全土とラーへ地区における17歳以下人口に占める要保護児童割合の推移（2009〜2016年）

フィンランド全土（色）とラーへ地区（黒）の0〜17歳人口における要保護児童割合の推移（点線）と経時的傾向（実線）。縦の破線は，ラーへ地区でLTC-SMが常用されるようになった2013年を示す。

(Niemelä M, Kallunki H, et al：Collective Impact on Prevention：Let's Talk About Children Service Model and Decrease in Referrals to Child Protection Services. Front Psychiatry, 10：64, 2019.)

なった（黒の曲線）と報告されている[13]。フィンランドでは，ポピュレーションレベルのウェルビーイングにアプローチ可能なLT-SMの発展が注目されている。

LTCのキーワード：「対話」「対等性」「共同性」

　LTCでは，親と専門職は互いを尊重し，対等性，共同性の下，対話を進める。つまり，専門職が一方的に子育てや子どもについて親に指導・指示するものではない。このことについて筆者（ソランタウス）の考えを以下に述べる。

　LTCを行う際の重要なポイントは，親がどのような問題を抱えているかではなく，親をリスペクトすることである。つまり，親自身の子育てについて，たとえ問題があっても，その人の考えを尊重することである。精神疾患や障がいを抱えている親，弱い立場にいる親，薬物依存症の親などに対しては，「子育てがうまくいっているはずがない」というステレオタイプでネガティブな態度を取ってしまいがちであるが，そのような態度は親が専門職から遠ざかってしまうことにつながる。

　次に重要なポイントは，親に指示せず，一緒に考えることである。「これと，これと，これをしたら良いですね。あなたの家族や子どもに何をしてあげたらいいかがわかりましたよ」といった対応では，親の子育てを台無しにしてしまう。「こんな方法がもしかすると良いかもしれません」「他の家族の話ですが，あなたと同じような状況のとき，

こんなことをしたそうです」といったように知識や情報を提供して，親はどう思うか，やれそうなことはあるかを聞く。そして，それらの知識や情報から，自分の家族や子どもにとってうまくいきそうなものを親自身に選んでもらう。この方法が有効なのは，親こそが，家族や子ども，そして，その状況で最も機能するものが何かを知っているエキスパートだからである。もしかすると他の選択肢も提示するべきかもしれないが，そのうち，専門職が考えているよりも親はやれるようになるはずである[14]。

LTC の特徴

　2001 年頃，フィンランドにおける精神科領域では，子育てと子どもへのサポートはまだ始まったばかりであった。専門職は十分な知識がないので，どのように対応したらよいのかわからない，また，実際になされていることに対しても半信半疑である場合もあった。このような背景から，LTC が開発された最初の目的は，保健医療機関に支援法を提供することに加え，精神疾患を持つ親をケアする専門職をサポートすることであった[2,3]。そのため，LTC には以下の 3 つの特徴がある[3]。

- ・専門職が LTC を日常業務の中でできるよう，専門職と親の双方において，特別なセッティングは必要ない
- ・簡潔かつ構造化され（しかし，フレキシブル），エビデンスに基づいた支援法である
- ・汎用性がある，つまり治療形態（外来/入院治療），専門職の教育背景や職種は問わず，福祉や教育の場でも適用可能である

LTC が実践されている機関・対象と国

　フィンランドでは，LTC は，成人の精神科領域だけでなく，ネウボラ，保育園・幼稚園，学校，重い病気（がん，外傷性脳損傷など）で身体的な問題を抱える成人，刑務所に留置されている親，児童福祉や子どもの精神的健康に関わる機関，移民の家族など，多様な対象と場に広まっている[2]。これは LTC が予防だけでなく子どもの発達を促進する支援法だからである。そのため，すべての子どもに普遍的な支援法として，保育園・幼稚園やネウボラでなどで実践することが推奨されている。

　LTC は，スウェーデン，デンマーク，ギリシャ，オーストラリア，日本[2,15]といった，文化や医療的背景が異なる国々でも実践・適用されており（2016 年 7 月時点），オーストラリア，ギリシャ，日本では，LTC のエビデンスが報告されている[16,17]。

　2021 年，EU の欧州委員会は，公衆衛生分野のベストプラクティスとして，LTC を選定した。今後ヨーロッパの国々で LTC が本格的に展開される。

LTC を実施する専門職と実践からの示唆

　前述の通り，フィンランドでは LTC が実践されている機関，対象は多様であるた

め，専門職の職種も実にさまざまである。筆者（上野）は 2014 年にフィンランドを訪問した際，LTC トレーナーのための定期会議に参加した。トレーナーの職種は，精神科医，精神科看護師，心理職，ソーシャルワーカー，教員，家族療法家，児童福祉に関わる専門職など，親子・家族に関わる多種多様な専門職であった。

　LTC を家族ネウボラで実践していた心理職から，多様な有効性が述べられた。例えば，「LTC を始めた頃は父親不在が多かったが，最近では両親で一緒に LTC を受けに来ている」という話が興味深かった。筆者（上野）が実践した LTC のセッション 2 の場面にて，母親から「家に帰った後，LTC について配偶者（パートナー）と共有したところ，次第に子どものこと，子育てのことを改めてパートナーと話す良い機会となった」と聞いた。日本では，平日の日中に両親そろって LTC を受けるということは難しいかもしれない。しかし，LTC を受けた親を通して，LTC が家庭に展開される可能性がある。

　さらに，子育て支援に関わってきた心理職である筆者（長田）は，「これまで母親を通して把握していた子ども像が，LTC を行うことではっきりと理解することができた」と話していた。筆者（上野）も強く頷くところである。LTC では，ログブック（子どもの日常生活に焦点を当てた親との対話内容が記載された資料であり，対話をサポートする成長記録のようなもの）を用いて親と対話をする中で，子どもそのものに近付くことができるので，必要な支援についてもアセスメントしやすくなる（p.57 の資料 2-4 参照）。

　子どもと同様に配偶者（パートナー）に関する有効性もある。対話の初めは「パートナーからもう少し子育てのサポートをしてほしい」という，どちらかというとパートナーに対する不満が聞かれることがある。ログブックの中ではパートナーに関する直接的な項目もあるが，間接的にパートナーの話も自然と聞かれる。その中でパートナーの協力不足といった側面だけでなく，パートナーなりに協力している側面や，自身（精神疾患を持つ母親）への配慮といった側面を母親が感じていく様子を，何度か筆者（上野）は経験した。また，専門職も母親との対話を通してパートナー像に近付くことができ，母親と共有することができる。そのため，パートナーに関する相談を受けたとき，一般的あるいは表面的な受け答えにとどまらず，より個別性を踏まえた対応ができる。

　LTC は対話の中で家族を知り，家族全体へのアプローチができる支援法と言える。

LTC のセッション
プレセッション
　まず，LTC 参加への歓迎の言葉を述べ，その後，LTC の概要や目的を親に説明す

表 2-9　LTC での子どもの発達促進アセスメント（精神科での子どものアセスメントとの比較）

精神科での子どものアセスメント	LTC での子どもの発達促進アセスメント
親と子どもは専門職に情報を提供し，専門職がアセスメントする	親と専門職が一緒にアセスメントする
アセスメントは専門職のためのもの	アセスメントは親のためのもの
適切な対処法（治療方針）を得るため	親が子どもをサポートできるよう支援し，子どもが親の状況を理解できるよう支援する
症状プロフィールを作成	子どもと家族の「強み」と「気になる点」のプロフィールを作成
治療計画に必要不可欠	親が行動するための方法・手段

フィンランド研修会資料「Effective Child & Family program and methods」を基に筆者作成

る。LTC は，基本的に専門職と親のセッションであるため，親が参加してほしいと思う人（例：パートナー，祖父母など子どものキーパーソン）を確認する。フィンランドでは，親子・家族へのガイドブック[14] および，子どもの年齢に応じたログブックをあらかじめ親に渡す。このガイドブックは，家族の皆が互いに理解し合い，さまざまな状況への対処を経て一体感を得ることを目標としている。

セッション 1

　セッション 1 では，それぞれの子どもについて，専門職と親が一緒にログブックを見ながら対話を行う。例えば，精神疾患を持つ親にとって，親役割は負担ではあるが，うまく担うこともできるので，さまざまな心理社会的領域をまたいだ「強み」と「気になる点」のダイナミックなプロフィールが，通常，家族内に現れてくる。さらに，そのプロフィールに基づいて子どものウェルビーイングや発達を促進するために親や大人ができる最善策を考えていくという観点で対話は進められる。このように LTC は子どもの健全な発達を促進するアセスメント（表 2-9）を行うものであり，親とともに理解した内容はログブックに記載される[4]。

　LTC における「強み」とは，普段通り行えていることを指す。つまり，特別な能力・スキルや成功などといったものではない。普通（ordinary）であることこそが力なのである[3]。さらにはっきり言えば，レジリエンスを形づくるものであり，小さなことでよいのである。「強み」を特別な能力や成績，スキルとして概念化している多くの心理社会的アセスメントと異なり，LTC での「強み」とは，レジリエンスの枠組みの中に位置付けられる。例えば，親が精神疾患を持っていて，家の中はめちゃくちゃであっても，親は，ほぼ毎日，なんとか，子どもに必要なものを持たせ，学校に送り出せていて，子どもが学校に関わることを後押しできていれば，LTC では，これを「強み」として考える。親は，「強み」と同定されることで，子どもの「普通」の生活が重要だと気付き，また親としてできていることも認識できるのである。親は，うまくいっていることが，どれだけたくさんあるかを知り，驚くことがよくある。そ

の結果，親は前向きな気持ちになり，自身をエンパワメントすることになる。

　LTCにおける「気になる点」とは，すでに問題となっているもの，何も対処しないと問題になりそうなものを指す。「気になる点」は子どもと環境との間の相乗的相互作用を含んでいることが多い。例えば，親のサポートを受けながら社会の中でうまくやってきた内気な子どもは，親の病気が悪化したとき，不安が高まり，いつものつながりから引きこもってしまうリスクがあるかもしれない。そういった状況を親と話し，家族のソーシャルネットワークや教員を積極的に活用し，親に子どもの社会生活を維持する計画を立てるよう働き掛ける[4]。

　LTCにおける「強み」「気になる点」の意味が親に誤解されないよう，LTC実施前，さらに必要に応じて適宜説明する。セッション終了後，親にとってLTCはどのような体験であったかなど丁寧に確認し，次のセッションの日程などを決める。

セッション2

　セッション2では，まずセッション1の後の親の気持ちや家族の様子を確認し，次にセッション2の目的を説明した後，セッション1をレビューし，子どもの「強み」「気になる点」で取り上げたい内容を確認する。続いて，子どもの発達促進アセスメントとログブックに基づいて，親は自身の状況とその対処法について，どのように子どもと話せるか，また親は子どもの「強み」をどうやって伸ばし続ける／伸ばすことができるか，さらに「気になる点」にはどのように対応できるかについて考え，親が実施可能な行動計画を立てることが勧められる。

　親自身の状況について，子どもに話すという点について，誤解がないように少し説明したい。親の状況と言っても，専門職間で使用するような難しい言葉でなく，子どもの年齢に合った言葉，受け入れられる言葉で構わない。子どもに話すことは強要されるものでもない。年齢やタイミング，親自身の考えなどを重視したうえで，「親は自身の状況とこれらへの対処法について，どのように子どもと話せるか」について話し合う。精神的な問題に関する子どもの理解はとても重要である。なぜなら子どもは親の病気の原因を探そうとし，大抵の場合，自分自身を責めてしまうからである。例えば，うつ状態で疲労感の強い親が，気の進まない様子で家族と一緒に過ごしている状況を，子どもは「お母さんは私と一緒にいたくないんだ」「言うことを聞かなかったから，お母さんは不機嫌なの？」などと解釈し，自身を責めてしまうことがある。また，親の病気は家族全員に影響を与えるため，子どもが問題について理解できる場合には，親の状況あるいは病気について家族全員で話し合うことが重要である。家族間の開かれた会話がなければ，家族はお互いに遠ざかっていく。反対に苦しい状況でも，家族が互いを理解していれば（相互理解），絆と信頼が生まれる。専門職は子どもと家族のレジリエンスの観点から親と一緒に行動計画について考える。

　行動計画は，「実施可能」という点が重要であり，親にとってハードルの高いような
ものはむしろマイナスである。また，親の意見を尊重しながら専門職と一緒に行動
計画を立案することが重要である。なぜなら，行動計画は親が実行するためのもので
あり，親のためのものであるからである。

　行動計画を実施するにあたり，他の人の協力が必要なとき，または家族以外の人に
協力してもらった方がより良い。そのようなときには，「ネットワークミーティング」
を行う。ネットワークミーティングは計画の延長にあるものであり，家族外の協力者
を得ることで，子どもと家族のレジリエンスを高めることを目的としている。ミー
ティングへの参加者は，専門職が提案する場合もあれば，親戚や親の友だちなどはと
ても良い協力者となる。ミーティングでは各自が具体的にできること（例えば，子ど
もを習い事に連れていく）を確認し合って，行動計画を立てていく。ネットワーク
ミーティングの実際については「Ⅳ．エスポー市におけるレッツトーク・アバウト・
チルドレンの活用」（p.66）を参照されたい。

　ネットワークミーティングの開催が困難な場合，親と子どもには必要なサービスに
アクセスできるよう支援する。

■ ログブック

　子どもの年齢に応じたログブックがあり，項目も異なる（資料2-4〜2-7）。一見す
ると，健診場面での項目のよう思えるかもしれないが，子どもの発達促進アセスメン
トを行うものであり，健診場面とは意図が異なる。そもそもLTCは，前述の通りレ
ジリエンスの社会生態学的理論を枠組みとしており，子どもの発達は，環境との相乗
的相互作用のプロセスにあるという考え方を基盤としているため，ログブックは，環
境および日常生活に焦点を当てて構成され，項目の一つひとつに発達の促進に働き掛
ける重要な保護的要因が落とし込まれているのである。朝起きて，着替え，朝食を食
べ，出かけるといった日常は，ルーティンのように思えるが，単純で日常的なルー
ティンに見えることこそが，子どもの生活にとっては継続，安全の感覚であり，とて
も意味のあることである。しかし，問題を抱える家族にとっては，これらはとても難
しいものである。そのため問題を抱える家族には，こうした当たり前の日常を過ごす
ことに注意を向けてもらうことが非常に重要となる[14]。

　LTCのログブックを見ると，少々ボリュームが多いように思いがちであるが，実
践してみると，例えばログブックの項目のX番について話していたら，自然とY番
のことも話しているなど，いろいろと重なりがあり，思うよりボリュームは少ないこ
とを実感できる。親との対話の際，ログブックの項目の順番を変えてよいが，全項目
をカバーすることが重要である。また，ログブックがあることで，子どもや子育てに
焦点を当て続けて対話を進めることができる[3]。

　フィンランドの心理職は，「LTC は構造化された方法だが，私の経験では，むしろ親とコミュニケーションが取りやすいものと思う。つまり，LTC はどんな人でも，日常生活について話す良いきっかけになる。家族に問題がある場合でも分け隔てなく話し合える」と述べていた。また，ネウボラの保健師は，「日常生活について親自身が気付き，整理でき，問題が問題となる前に対処できる」と指摘していた。

　ログブックを用いた親との対話は，子どもと家族のニーズに加え，心理社会的問題を把握することも可能であるため，必要に応じた関係機関の紹介，多職種との連携，早期支援にも有効である。ただ，ここで強調したいのが，ログブックは子育てや子どもの問題をスクリーニングするためのものではないということである。むしろ，親が安心して子どもや子育てについて話せることを第一義的に開発されたものである。そのため，専門職はログブックを用いて「強み」と「気になる点」を親と一緒に考える際，子どもと家族の生活を理解する意識を持つこと，親が子どもの行動などを理解できるように手助けをすることが重要である。特に，精神的な問題を抱える親は，子どもへの申し訳なさや子育てへの自責の念を持つことが少なくないため，ログブックの項目の意図が誤解されないよう親の様子を丁寧に見ながら，必要に応じて項目の意図を説明する。すると親は理解し，安心して対話を継続してくれる。

　これまで日本で用いている全ログブックは，LTC 研修会（筆者が開催している LTC を実践するための研修会）の受講者にしか公開していない。それは，ログブックの項目の意図や，LTC の解釈の誤り，また LTC から離れ（LTC を実施せず），ログブックだけが独り歩きすることへの懸念があるためである。

　本項では，妊娠期から5歳までのログブックを掲載しているが，これらの点を留意されたい。掲載したログブックは，あくまで参考にしていただければと思うが，読者のこれまでの親子への支援に関する経験はいったん横に置き，「LTC のログブック」という新たな視点で見ていただきたい（資料2-4〜2-7）。

　なおログブックの無断使用・転載等は禁止である（著作権は開発者にあり，筆者も開発者の承諾を得て使用している）。

▌専門職のパラダイムシフト

　これまでの子どもへの支援は，子どもに発達上の問題が生じてから開始される，あるいはハイリスクの子どもの特定と介入といったハイリスクアプローチに力点がおかれていた。しかし，これからは子どもに問題が生じてからではなく，子どもの発達やウェルビーイングを促進する，あるいは問題を予防する取り組みが必要であり，専門職のパラダイムシフトが求められている。このような考えは，実はフィンランドだけが持っているわけではない[18]。精神疾患を持つ親の子どものメンタルヘルスの問題の予防的介入は発展しつつあり，介入効果を検討したシステマティックレビューおよび

メタ分析の結果では[19]，13 のランダム化比較試験を用いた研究が抽出され（LTC が含まれている），これらは，子どもの精神疾患および心理的症状の予防に効果があるようだと報告している。さらに，近年では，オーストラリア，カナダ，ノルウェーなどにて，子どものメンタルヘルスの問題の予防などの観点から，精神疾患を持つ親とその子ども・家族に焦点を当てた支援に関する法律の制定や政策が講じられている[4]。それゆえ，フィンランドの LTC は，日本においても大いに参考にすべきと言える。

資料 2-4　ログブック（妊娠期）

レッツトーク・アバウト・チルドレン 成長記録
©Tytti Solantaus

妊娠期

セッション 1 日時：　　　　　年　　　月　　　日　　　　　時　　　分～　　　時　　　分

セッション 2 日時：　　　　　年　　　月　　　日　　　　　時　　　分～　　　時　　　分

氏名：

参加者：□ 親（利用者）　　□ 子ども　　□ 配偶者／パートナー　　□ その他（　　　　　　　　　）

強み	これまで通り，普段通り行えていることを指します。 つまり，強みとは，特別な能力・スキルや成功などといったものではありません。強みを生かすことで家族がうまくやっていけるように支援します。
気になる点	すでに問題となっているもの，何も対処しないと問題になりそうものです。こうした状況では，アクションが問題の予防になります。

1. あなた（母親）は，妊娠についてどのように感じたり，考えたりされていますか？　　　　　　　　　　　　　　　　　　　　　　　　　　強み　気になる点
   配偶者／パートナーは，妊娠についてどのように感じたり，考えたりされていますか？　　　　　　　　　　　　　　　　　　　　　　　強み　気になる点

2. 妊娠の経過はどうですか？　　　　　　　　　　　　　　　　強み　気になる点

3. あなた（母親）は，親になることについてどのように思っていますか？　強み　気になる点
   配偶者／パートナーは，親になることについてどのように思っていますか？　　　　　　　　　　　　　　　　　　　　　　　　　　　　強み　気になる点

4. 上のお子さんについて（きょうだいがいる場合）

お子さんの体調，健康，機嫌，行動はどうですか？　　　　　　　強み　気になる点

お子さんは，赤ちゃんが生まれてくることについてどう思ってい　強み　気になる点
ますか？

お子さんたちの仲はどうですか？　どんな遊びをしたり，交流をし　強み　気になる点
ていますか？

家族一緒の時間は何をしていますか？　　　　　　　　　　　　　強み　気になる点

5. 家事と育児について

（上のお子さんがいる場合）子育てはどうですか？　　　　　　　強み　気になる点

配偶者／パートナーと家事などの分担はなされていますか？　　　強み　気になる点

十分な休息はとれていますか？　　　　　　　　　　　　　　　　強み　気になる点

6. あなたはストレスや問題にどのように対処していますか？　　　　強み　気になる点

配偶者／パートナーはストレスや問題にどのように対処していま　強み　気になる点
すか？

7. 夫婦（配偶者／パートナーと）の仲について

仲はいいですか？　　　　　　　　　　　　　　　　　　　　　　強み　気になる点

お互いにサポートをし合っていますか？　　　　　　　　　　　　強み　気になる点

8. 友人，親戚，人づきあいはいかがですか？

一緒にいて楽しいですか？　　　　　　　　　　　　　　　　　　強み　気になる点

具体的なサポートはしてもらえそうですか？　　　　　　　　　　強み　気になる点

9. 支援を受ける必要はありますか？　または，支援を受けています／　強み　気になる点
受けたことがありますか？

知り合いからの支援／専門家からの支援

強み：支援を探して受けた

気になる点：今でも支援を必要としている

10. 他に話されたいことはありますか？

資料2-5　ログブック（0〜1歳）

レッツトーク・アバウト・チルドレン 成長記録
©Tytti Solantaus

乳児期（0〜1歳まで）

セッション1日時：　　　　　年　　　月　　　日　　　　時　　　分　〜　　　時　　　分

セッション2日時：　　　　　年　　　月　　　日　　　　時　　　分　〜　　　時　　　分

氏名：

お子さんの年齢：　　　　歳　　　　　お子さんの性別：　　女　　　男

参加者：□ 親（利用者）　　□ 子ども　　□ 配偶者／パートナー　　□ その他（　　　　　　　　）

強み	これまで通り，普段通り行えていることを指します。 つまり，強みとは，特別な能力・スキルや成功などといったものではありません。強みを生かすことで家族がうまくやっていけるように支援します。
気になる点	すでに問題となっているもの，何も対処しないと問題になりそうものです。 こうした状況では，アクションが問題の予防になります。

1. どんな赤ちゃんですか？

2. あなた（母親）の体調はどうですか？ 産後の体調はいかがでしょうか？　　　強み　気になる点

3. あなたが赤ちゃんと一緒に過ごす時間について特に楽しんでいる　　　強み　気になる点
　 ことは何かありますか？

4. 配偶者／パートナーが，赤ちゃんと一緒に過ごす時間について　　　強み　気になる点
　 特に楽しんでいることは何かありますか？

5. 親になられたことを，どう思いますか？
　 母親または父親　　　　　　　　　　　　　　　　　　　　　　　　　強み　気になる点
　 上記の配偶者／パートナー　　　　　　　　　　　　　　　　　　　　強み　気になる点

6. ごきょうだい（もしいれば）は，赤ちゃんや新しい家族の状況につ　　　強み　気になる点
　 いてどのように考えていますか？

7. 1日のルーティンの流れとその中での雰囲気はどうですか？
　 （楽しい，思うようにいかないなど）
　 食事　　　　　　　　　　　　　　　　　　　　　　　　　　　　　　強み　気になる点
　 おむつ替え　　　　　　　　　　　　　　　　　　　　　　　　　　　強み　気になる点
　 着替え　　　　　　　　　　　　　　　　　　　　　　　　　　　　　強み　気になる点
　 外遊び　　　　　　　　　　　　　　　　　　　　　　　　　　　　　強み　気になる点
　 沐浴　　　　　　　　　　　　　　　　　　　　　　　　　　　　　　強み　気になる点
　 睡眠，睡眠リズム　　　　　　　　　　　　　　　　　　　　　　　　強み　気になる点

8. 赤ちゃんの気分と行動について　　　　　　　　　　　　　　　　　　強み　気になる点
　 機嫌がよい，おとなしい　　内気，ぼんやりしている
　 よく泣く，手がかかる

9. あなたのストレス対処法について　　　　　　　　　　　　　　　　　強み　気になる点
　 ストレスや困難な状況にどのように対処していますか？

10. 配偶者／パートナーのストレス対処法について　　　　　　　　　　　強み　気になる点
　 ストレスや困難な状況にどのように対処していますか？

11. 夫婦（配偶者／パートナーと）の仲について

　　仲はいいですか？　　　　　　　　　　　　　　　　　　　　　　　　　強み　気になる点

　　子育ては協力し合っていますか？　　　　　　　　　　　　　　　　　　強み　気になる点

12. 家事と育児について

　　配偶者／パートナーとの家事や育児の分担はなされていますか？　　　　強み　気になる点

　　十分な休息は取れていますか？　　　　　　　　　　　　　　　　　　　強み　気になる点

13. 友人，親戚，人づきあいはいかがですか？

　　一緒にいて楽しいですか？　　　　　　　　　　　　　　　　　　　　　強み　気になる点

　　具体的なサポートはしてもらえそうですか？　　　　　　　　　　　　　強み　気になる点

14. 支援を受ける必要はありますか？ または，支援を受けていますか／　　強み　気になる点

　　受けたことはありましたか？

　　知り合いからの支援／専門家からの支援

　　強み：支援を探して受けた

　　気になる点：今でも支援を必要としている

15. 他に話されたいことはありますか？

※著作権は開発者にあり，無断使用・転載等は禁止。

資料 2-6　ログブック（1〜2 歳）

レッツトーク・アバウト・チルドレン 成長記録

©Tytti Solantaus

乳幼児期（幼児期前期）（1〜2 歳代）

セッション 1 日時：　　　　年　　　月　　　日　　　　　時　　　分 〜　　　時　　　分

セッション 2 日時：　　　　年　　　月　　　日　　　　　時　　　分 〜　　　時　　　分

氏名：

お子さんの年齢：　　　歳　　　　　　　　お子さんの性別：　　女　　男

参加者：□ 親（利用者）　　□ 子ども　　□ 配偶者／パートナー　　□ その他（　　　　　　）

強み	子どもの生活に関わることでうまくいっていること，これまでにうまくいったこと（例：日常生活，一緒に過ごすひととき，家庭外での子どもの活動）
気になる点	お子さんのことで心配なこと，もっと気をつけてみたり，サポートしたほうがお子さんのためになると思うこと

Ⅰ　家でのお子さんについて

1. どんなお子さんですか？

2. お子さんと一緒に過ごす時間について　　　　　　　　　　　　　強み　気になる点
　あなたが特に好きなことは何かありますか？

3. お子さんがきょうだい（もしいれば）と一緒に過ごす時間について　強み　気になる点
　特に好きなことは何かありますか？

4. お子さんの感情と気分について　　　　　　　　　　　　　　　　強み　気になる点
　強み：例）基本的に楽天的，感情表現が豊か，大人がサポートすれ
　ば，自分の激しい感情を制限できる。
　気になる点：例）落ち込みやすい，すぐ泣く，不機嫌，情緒不安
　定，落ち着かせるのが難しい。

5. お子さんの活動と行動について　　　　　　　　　　　　　　　　強み　気になる点
　強み：例）自分ができることに熱中する，ほめられると喜ぶ，けん
　かすることはあっても一緒に遊べるようになる，自分の思い通り
　になるかやってみる。
　気になる点：例）引っ込み事案，すぐいやになる，他の子どもたち
　とけんかする，大人のサポートを必要とすることが多い。

6. 日々の生活の様子，うまく回っているかどうか？
　おむつとおまるの使用　　　　　　　　　　　　　　　　　　　強み　気になる点
　着替え　　　　　　　　　　　　　　　　　　　　　　　　　　強み　気になる点
　食事　　　　　　　　　　　　　　　　　　　　　　　　　　　強み　気になる点
　外遊び　　　　　　　　　　　　　　　　　　　　　　　　　　強み　気になる点
　就寝・睡眠，起床　　　　　　　　　　　　　　　　　　　　　強み　気になる点

7. お子さんとのけんかや衝突について　　　　　　　　　　　　　　強み　気になる点
　何が原因でけんかになりますか？ けんかになったらどうしますか？
　親が手を上げてしまうような状況になったことがありますか？

Ⅱ　保育園または習い事などで他の子どもたちと一緒にいるときの様子について

1. 登園，園や習い事などでの生活を楽しんでいますか？

2. 他の子どもたちとの遊びや交流について
　園や習い事などで　　　　　　　　　　　　　　　　　　　　　強み　気になる点
　家で　　　　　　　　　　　　　　　　　　　　　　　　　　　強み　気になる点

3. 日常生活は順調ですか？　　　　　　　　　　　　　　　　　　　強み　気になる点

4. 園や習い事での大人（例：保育士）との関係と交流はどうですか？　強み　気になる点

5. 両親と園や習い事とは連携できていますか？　　　　　　　　　　強み　気になる点

III　親であることと家事について

1. 家事と育児について
   育児の協力体制はありますか？　　　　　　　　　　　　　　　　　強み　気になる点
   配偶者／パートナーとの家事の分担はなされていますか？　　　　　強み　気になる点
   十分な休息は取れていますか？　　　　　　　　　　　　　　　　　強み　気になる点

2. 夫婦（配偶者／パートナーと）の仲について
   幸せな気持ちで，一緒にいて楽しいですか？　　　　　　　　　　　強み　気になる点
   お互いにサポートはし合っていますか？　　　　　　　　　　　　　強み　気になる点

3. 親であることを，どう思われますか？
   母親（または父親）　　　　　　　　　　　　　　　　　　　　　　強み　気になる点
   （上記の配偶者／パートナー）父親（または母親）　　　　　　　　強み　気になる点

4. 母親（または父親）の体調はどうですか？　　　　　　　　　　　　強み　気になる点
   体調を崩しそうなとき，何か心身の変化がありますか？

5. 4. の親の配偶者／パートナーの体調はどうですか？　　　　　　　強み　気になる点
   体調を崩しそうなとき，何か心身の変化がありますか？

6. 近所，友人，親戚との付き合いはいかがですか？
   一緒にいて楽しいですか？　　　　　　　　　　　　　　　　　　　強み　気になる点
   具体的なサポートはしてもらえそうですか？　　　　　　　　　　　強み　気になる点

7. 支援を受ける必要はありましたか？ または，支援を受けたことが　強み　気になる点
   ありますか？
   知り合いからの支援／専門家からの支援
   強み：支援を探して受けた
   気になる点：今でも支援を必要としている

8. 他に話されたいことはありますか

※著作権は開発者にあり，無断使用・転載等は禁止。

資料 2-7　ログブック（3〜5歳）

レッツトーク・アバウト・チルドレン 成長記録
©Tytti Solantaus

幼児期（幼児期後期）(3〜5 歳代)

セッション1日時：　　　年　　月　　日　　　　時　　分　〜　　時　　分

セッション2日時：　　　年　　月　　日　　　　時　　分　〜　　時　　分

氏名：

お子さんの年齢：　　　歳　　　　　　お子さんの性別：　　女　　男

参加者：□ 親（利用者）　　□ 子ども　　□ 配偶者／パートナー　　□ その他（　　　　　　　）

強み	これまで通り，普段通り行えていることを指します。 つまり，強みとは，特別な能力・スキルや成功などといったものではありません。強みを生かすことで家族がうまくやっていけるように支援します。
気になる点	すでに問題となっているもの，何も対処しないと問題になりそうものです。 こうした状況では，アクションが問題の予防になります。

Ⅰ　家でのお子さんについて

1. どんなお子さんですか？

2. お子さんと一緒に過ごす時間について　　　　　　　　　　　　強み　気になる点
   あなたが特に好きなことは何かありますか？

3. きょうだい（もしいれば）と一緒に過ごす時間について　　　　強み　気になる点
   特に好きなことは何かありますか？

4. お子さんの感情と気分はどうですか？　　　　　　　　　　　　強み　気になる点
   強み：概ね機嫌がよい，感情が豊か，かんしゃくが起きても大人
   が手助けすると自分で落ち着くことができる。
   気になる点：ふさぎこみがち，いらいらしがち，すぐ泣く，感情
   が乏しい，かんしゃくが多く，大人が手助けしてもなかなかおさ
   まらない。

5. お子さんの活動と行動はどうですか？　　　　　　　　　　　　強み　気になる点
   強み：新しいことに熱中する，遊びや一緒にやることを楽しむ，
   自分が思うようにやれなくて怒っても，気持ちを切り替えられる。
   気になる点：例）引っ込み思案，かんしゃくを起こしやすい，遊び
   に集中することが難しい，他の子の遊びをじゃましてしまう，け
   んかになりやすい。

6. 1日のルーティンの流れとその中での雰囲気はどうですか？
   （楽しい，思うようにいかないなど）
   朝の支度　　　　　　　　　　　　　　　　　　　　　　　　　強み　気になる点
   着替え　　　　　　　　　　　　　　　　　　　　　　　　　　強み　気になる点
   おむつとおまるの使用　　　　　　　　　　　　　　　　　　　強み　気になる点
   食事　　　　　　　　　　　　　　　　　　　　　　　　　　　強み　気になる点
   外遊び　　　　　　　　　　　　　　　　　　　　　　　　　　強み　気になる点
   ゲームとスクリーンタイム（テレビやスマホなど）　　　　　　強み　気になる点
   就寝・睡眠，起床　　　　　　　　　　　　　　　　　　　　　強み　気になる点

7. お子さんとのけんかや衝突について　　　　　　　　　　　　　強み　気になる点
   その原因は何ですか？そのときどうしますか？
   うまく対処できた状況はありましたか？

Ⅱ　保育園・幼稚園または習い事での様子と他の子と一緒にいるときのお子さんの様子について

1. 登園，園や習い事などでの生活を楽しんでいますか？　　　　　　　　　　　強み　気になる点

2. 他の子どもとの遊びや交流はどうですか？
   園や習い事などで　　　　　　　　　　　　　　　　　　　　　　　　　　　強み　気になる点
   家で　　　　　　　　　　　　　　　　　　　　　　　　　　　　　　　　　強み　気になる点

3. 日常生活（食事，着替え，トイレなど）はどうですか？　　　　　　　　　　強み　気になる点

4. 大人（例：保育士）との関係，子どもとの交流はどうですか？　　　　　　　強み　気になる点

5. 親と園や習い事との協力はどうですか？　　　　　　　　　　　　　　　　　強み　気になる点

Ⅲ　親であることと家事について

1. 家事と子育てについて
   子育ての協力体制はありますか？　　　　　　　　　　　　　　　　　　　　強み　気になる点
   配偶者／パートナーとの家事の分担はなされていますか？　　　　　　　　　強み　気になる点
   十分な休息は取れていますか？　　　　　　　　　　　　　　　　　　　　　強み　気になる点

2. 夫婦（パートナー間）の仲について
   仲はいいですか？　　　　　　　　　　　　　　　　　　　　　　　　　　　強み　気になる点
   お互いにサポートはし合っていますか？　　　　　　　　　　　　　　　　　強み　気になる点

3. あなたのストレス対処法について　　　　　　　　　　　　　　　　　　　　強み　気になる点
   ストレスや困難な状況にどのように対処していますか

4. 配偶者／パートナーのストレス対処法について　　　　　　　　　　　　　　強み　気になる点
   ストレスや困難な状況にどのように対処していますか？

5. 親であることを，どう思われますか？
   母親または父親　　　　　　　　　　　　　　　　　　　　　　　　　　　　強み　気になる点
   上記の配偶者／パートナー　　　　　　　　　　　　　　　　　　　　　　　強み　気になる点

6. 友人，親戚，人づきあいはいかがですか？
   一緒にいて楽しいですか？　　　　　　　　　　　　　　　　　　　　　　　強み　気になる点
   具体的なサポートはしてもらえそうですか？　　　　　　　　　　　　　　　強み　気になる点

7. 支援を受ける必要はありますか？ または，支援を受けていますか？　　　　強み　気になる点
   ／受けたことがありましたか？
   知り合いからの支援／専門家からの支援
   強み：支援を探して受けた
   気になる点：今でも支援を必要としている

8. 他に話されたいことはありますか

※著作権は開発者にあり，無断使用・転載等は禁止。

文献

1) mieli Mental Health Finland：The Effective Child and Family work.
mieli.fi/en/front-page/society-and-advocacy/the-effective-child-and-family-work/（2021 年 12 月 9 日確認）

2) Solantaus T，2002／上野里絵（訳）：子どもにどうしてあげればいい？―「こころの病気を抱える親」のハンドブック．東京大学出版会，2016.

3) Solantaus T：LET'S TALK ABOUT CHILDREN – when the parents has mental health problems. 2006.

4) Solantaus T, et al：Working with parents who have a psychiatric disorder. In Reupert A. et al.（eds）：Parental Psychiatric Disorder – Distressed Parents and Their Families – 3rd edition. 238-247. Cambridge University Press, 2015.

5) Ungar M：The Social Ecology of Resilience. A Handbook of Theory and Practice. Springer, 2012.

6) Sameroff A,（ed）：The Transactional Model of Development：How Children and Contexts Shape Each Other. American Psychological Association, 2010.

7) Rutter M：Resilience；causal pathways and social ecology. In Ungar M（ed）：The Social Ecology of Resilience. A Handbook of Theory and Practice. Springer, 2012.

8) Solantaus T, Toikka S, et al：Safety, Feasibility and Family Experiences of Preventive Interventions for Children and Families with Parental Depression. Int J Mental Health Promot, 11（4）：15-24, 2009.

9) Solantaus T, Paavonen EJ, et al：Preventive interventions in families with parental depression：children's psychosocial symptoms and prosocial behavior. Eur Child Adolesc Psychiatry, 19（12）：883-892, 2010.

10) Punamäki RL, Paavonen J, et al：Effectiveness of preventive intervention in improving cognitive attributions among children of depressed parents：A randomized study. J Fam Psychol, 27（4）：683-690, 2013.

11) Toikka S, Solantaus T, et al：The Effective Family Programme II：Clinicians' Experiences of Training in Promotive and Preventative Child Mental Health Methods. Int J Mental Health Promot, 8（4）：4-10, 2006.

12) Ueno R, Osada H, et al：Safety, Feasibility, Fidelity, and Perceived Benefits of an Intervention for Parents with Mood Disorders and Their Children – "Let's Talk About Children" in Japan. J Fam Psychother, 30（4）：272-291, 2019.

13) Niemelä M, Kallunki H, et al：Collective Impact on Prevention：Let's Talk About Children Service Model and Decrease in Referrals to Child Protection Services. Front Psychiatry, 10：64, 2019.

14) 上野里絵，長田洋和，他：2019 年度第 2 回ネウボラでの子育て・家族支援 "子育て支援 Let's Talk！子どものことを話そう" の実践の講演会開催．こころの健康，35（1）：87-93, 2020.

15) トゥッティ・ソランタウス，2011／上野里絵（訳）：お母さん，お父さんどうしたのかな？―「こころの病気を抱える親をもつ子ども」のハンドブック．東京大学出版会，2016.

16) Maybery D, Goodyear M, et al：A mixed method evaluation of an intervention for parents with mental illness. Clin Child Psychol Psychiatry, 24（4）：717-727, 2019.

17) Giannakopoulos G, Solantaus T, et al：Mental health promotion and prevention interventions in families with parental depression：A randomized controlled trial. J Affect Disord, 278：114-121, 2021.

18) Reupert A, Bee P, et al：Editorial perspective：Prato research collaborative for change in parent and child mental health-principles and recommendations for working with children and parents living with parental mental illness. J Child Psychol and Psychiatry, 63（3）：350-353, 2022.

19) Siegenthaler E, Munder T, et al：Effect of preventive interventions in mentally ill parents on the mental health of the offspring：systematic review and meta-analysis. J Am Acad Child Adolesc Psychiatry, 51（1）：8-17, 2012.

エスポー市におけるレッツトーク・アバウト・チルドレンの活用

ミンナ・エバスオヤ

　ここでは，フィンランドのエスポー市のネウボラに勤める筆者が，「レッツトーク・アバウト・チルドレン（Let's Talk About Children：LTC）」がどのように活用されているかについて紹介する。

レッツトーク・アバウト・チルドレンの概要

　レッツトークは，児童精神科医のトゥッティ・ソランタウスによって開発された，子どもを持つ家族が抱えるさまざまなリスクを回避するための予防的かつ対話的なメソッドである。このメソッドは，日常生活の小さな心配事が深刻な問題に発展する前に状況を整理し，改善するものである。

　専門職が親と子どもの気持ちに配慮しながら，子どもの生活状況に関連する問題を取り上げ，それをディスカッションに発展させやすくするように構成されている。対話を通じ，親は日常生活について考え，それがどう機能しているのか子どもの視点からも考えるようになる。レッツトークメソッドにおけるディスカッションによって，家族と専門職の双方が合意する手段が導き出されたり，家族の日常生活をサポートする複数の専門職によるネットワークが形成されたりする。

　レッツトークメソッドは，フィンランドと海外の調査データに基づいて作成されたものであり，フィンランド，オーストラリア，イタリア，ギリシャ，スウェーデン，およびエストニアで使用されている。LTC は国内外に広がりを見せ，その普及を含む精神保健分野での功績が認められ，ソランタウスは 2019 年にライミ・ライデニウス賞を受賞した。

エスポー市での LTC の開始

　レッツトークメソッドは，フィンランドで広く使用されている。従来，エスポー市では，配偶者（パートナー）による暴力，子どもに対する身体的暴力，親の薬物乱用または精神的健康問題などの繊細な問題について家族と話す方策を検討しなければならないという課題が，保健統計や利用者からの声から浮き彫りとなっていた。そうした中，エスポー市は，保健サービスの中で大規模かつ体系的に使用でき，複数の専門職のネットワークを活用するエビデンスに基づいた支援法であるレッツトークメソッドを採用することとした。

　エスポー市では2015年から，マティンキラ，タピオラ，オラリの3行政区域で試験的に導入し，活用を始めた。現在エスポー市では，専門職に対してLTC使用のための訓練を行うメソッドトレーナーが8人働いており，内訳は，保健師4人（ネウボラ勤務2人，学校勤務2人），ソーシャルワーカー2人，スクールソーシャルワーカー*2人である。エスポー市ではすでに200人以上の専門職が訓練を受けているが，2021年末までに子どもを持つ家族に関わるすべての専門職が訓練を受けることを目標としている。

LTCの活用方法

　このメソッドはシンプルである。子どもが生まれる前から18歳まで，年齢ごとに設定されたディスカッションの枠組みとなる成長記録を用いて家族と専門職で対話を行う。LTCにおけるディスカッションは，常にそれ自体が介入である。良好な生活状況にある家庭であっても，親を力付ける機会となり，現状のままでもうまく機能していることを親自身が理解する。

　成長記録の質問項目は，慎重に検討されたものであり，ディスカッションの枠組みを提供するためだけではなく，すべての家族が同じ質問を受けるという平等性も重視したものである。すべての質問項目について話し合いが持たれ，その問題が子どもの発達にとって「強み」であるか「気になる点」であるかを一緒に検討する。両親は会話を通して，子どもにとって日常生活で起こるすべての出来事は幼少期の経験となり後の人生で何度も振り返るのだということに気付かされる。また，自分の子どもにどのような幼少期を送らせたいかをじっくり考える機会となる。

　「強み」は強さでも特別なスキルでもない。それは日常生活に心配事がなくスムーズに進んでいることを意味する。また，「気になる点」は弱点ではない。「気になる点」とは，すでに親を心配させている，または，それについて何かしなければ問題になる可能性のある小さな課題のことである。子どもをより大事に育てるために重要な「強み」とは何か，また，対処すべき必要がある「気になる点」とは何かを明らかにする。ディスカッションの最後には，保健師やソーシャルワーカーが話をまとめ，親と一緒に課題を解決するための行動計画を決定する。

　ディスカッション，行動計画の決定，および成長記録システムへの要約の書き込みなどに要する時間は，90分を目安とすることが推奨されている。

＊　　学校心理士とともに生徒（学生）の相談に対応している。生徒たちにとって学校心理士よりもさらに身近な相談役となる。

ネットワーク会議

ネットワーク会議の概要

　家族にとって，気掛かりの種が深刻な問題に発展するよりも前に（早期から），支援を得られることが重要である。レッツトークによって明らかとなった「弱み」を解消するために家族以外の助けが必要と判断された場合には，親の許可を得て「ネットワーク会議」（表 2-10）が開かれることがあり，これにより行動計画が立てられる。ここでのネットワークとは，利用者の快適で機能的な日常生活をサポートするためのすべての協力や連携を意味する。

表 2-10　ネットワーク会議の実際

ネットワーク会議の準備 　取り組むべき最も重要な問題の選択 　家族の周囲に支援者がいるか聴取 　支援者が周囲にいない場合は，民間非営利団体による支援の提案または，ネットワークグループによる支援の提案
ネットワーク会議の招集 　支援者の会議参加招集 　開催日時・場所・参加者・議題を伝達
ネットワーク会議の実際 　参加者紹介 　司会者から概要説明 　当該家族から状況説明 　参加者から意見 　討議 　家族へのフィードバック 　具体的支援の合意

ネットワーク会議の準備と招集

　ネットワーク会議は，「弱み」として認められた課題に対して対処を検討し，これが適切なものであったかについて期間をおいて会議を複数回開催して継続的に検討する。初回の会議の前には，日常生活において解決しなければならない課題が何かについて親と保健師で話し合う。扱う課題は 2 つまでとして，3 つ以上ある場合には重要な 2 つを初回の議題として，残りは次回以降に取り上げる。

　保健師は，その課題に関して家族を助けることができる親戚，友人，あるいは隣人などがいるか尋ねる。誰の名前も挙げることができない場合には，適切な民間非営利団体から支援者を保健師から提案することがある。親戚，友人，隣人，または民間非営利団体で解決できない場合には，多職種によるネットワークグループによる支援の提案を行う。通常，職種については保健師から提案し，例えば，ファミリーソーシャルワー

カー，児童保護課のソーシャルワーカー（里親/養子縁組），言語療法士，作業療法士，精神科看護師などが提案される。親の許可を得たうえで，その専門職に事前に相談し，どのような手助け，または支援ができるか検討する。これにより，具体的な行動を通じて利用者の課題に貢献できる者だけが，ネットワーク会議に参加することになる。

　通常，召集者が会議の司会を務める。ネットワーク会議への依頼状には，開催日時，場所，参加者，議題を記載する。

ネットワーク会議の実際

　会議の開始時，司会は参加者を迎え入れた後，参加者を紹介，あるいは自己紹介を求め，議論する問題の概要を説明する。その後，家族に状況について話しをしてもらう。次に，各参加者が問題に対する意見を述べ，討議する。さらに，家族に対しては，前向きでエンパワメントするようなフィードバックをする。会議の終わりに，参加者が家族の日常生活をサポートするために具体的に何ができるかについての合意を得る。

エスポー市におけるネットワーク会議

　エスポー市では，ネットワーク会議の際にネットワーキング要約用紙（紙または電子形式）を使用することが求められている。要約用紙には，参加者の氏名と参加者が行う具体的な支援行動が記載される。支援行動は次の会議（フォローアップ会議）で再検討され，どの支援行動が有益であったか，また，フォローアップ期間中に家族に適切な支援をもたらさなかった場合には，その支援を取りやめることも検討される。

　エスポー市では，レッツトークメソッドにおける対話またはネットワーク会議の結果として得られた最も重要な対策とフォローアップ計画を利用者の保健サービスのカルテに記録している。

　ネットワーク会議は数回しか行わないこともあれば，何年もの間家族のサポートとして機能することもある。家族の支援ニーズは時とともに変化するため，ネットワークグループのメンバーは変わることもある。ネットワークグループが何度か会議を行う場合は，要約用紙を新たに記入または更新し，必要に応じて次回の日程について合意する。このような過程を通じて実際に支援や手助けを受けることが，家族にとって重要な経験となる。

　エスポー市で実施しているレッツトークメソッドやネットワーク会議は，特にファミリーソーシャルワーカーやスクールソーシャルワーカーの有益な支援方法の一つとして高い評価を得ている。在宅ケアを受けていて健康チェックの裏付けとなる幼児期の発達評価*を利用できない場合に，あるいは，まだ面識のない新しい家族に対して

＊　　通常はプレイスクール（プレイパーク）および就学前教育で行われるもの。

表 2-11　レッツトークメソッドを必要とする事例

転入家族／気掛かりな家族／親の別居／親の精神健康問題／薬物乱用問題／親密なパートナーによる暴力／児童虐待の徴候／経済状況の悪化／片親の失業／刑務所などへの収監

情報を得たり，家族の日課を知るための効果的な方法として，保健師にも高い評価を得ている。レッツトークはサービスの平等性と均一性の促進にもつながっている。

　保健師がレッツトークメソッドを使用するうえでの最大の障害となるのは，実践業務の厳しいスケジュールである。保健師は 1 日平均 6 時間の実践業務を行い，1 日平均 6 人（健康診断の種類によって 4～8 人）の利用者を抱えており，健診の内容は細部にわたり法で定められている。健診の利用者への支援時間は 30～90 分である。エスポー市では，ネウボラや家族・社会サービスを担当するすべての課において，毎週木曜日の午後 2～4 時の時間帯をネットワーク会議のための時間として設定している。この 2 時間は，ソーシャルワーカーだけでなくネウボラの保健師も活用でき，家族とレッツトークメソッドのディスカッションをしたり，他領域の専門職とのネットワーク会議を通じて，家族の日常生活をサポートする時間として活用している。

エスポー市におけるレッツトーク・アバウト・チルドレンの活用

対象者

　保健師の業務時間が厳しく定められていることから，このメソッドを大々的に用いることは難しいが，エスポー市では，転入家族や気掛かりな家族などに対して，必要に応じてレッツトークメソッドを行う（表 2-11）。

　このメソッドの強みは万人に普遍的に使用できることであり，エスポー市でも，さまざまな年齢層や利用者において適正に使用できている。また，親との会話の中で保健師がより詳細に話し合いたいと思う問題がある場合にも利用できる。専門職とのディスカッションというメソッド，つまり，LTC があることにより，利用者は安心感を得ることができている。

レッツトークメソッドの効果

　レッツトークメソッドを経験した利用者からは好意的な声が得られている。レッツトークは，すでに良好な日常生活を確立している家族をさらに力付けたり，芽生えたばかりの心配事の種を言葉にして具体化する。利用者は，保健師やソーシャルワーカーが日常生活がうまくいっているかどうかに純粋に興味を持っており，自分の嬉し

いことであれ悲しいことであれ聴いてくれると感じるだけでなく，支援が必要なときに助けてくれると感じる。レッツトークは，多くの研究で正しく使用すれば良好に機能することが示されている[1-4]。

 ## 将来を見据えて

　エスポー市は，2020年現在，市内中心部にファミリーセンターを建設中である。将来的には，「一つのドアと低い敷居（利用しやすさ）」の原則に基づいて，利用者に多分野にわたる専門的な支援を提供することを目的としている。

　これはまた，予防医療サービスにおける専門職の働き方が変化することを意味する。すなわち，より利用者志向のやり方で，特に家族支援だけでなく児童保護においても，専門職のネットワークの中でさらに緊密に協力し合う，新しい働き方へと変革していくのである。

　全く新しい視点から，偏見のない心で，フィンランドの子どものいる家庭のためのサービスについて考えることがますます重要になってきている。変化するためには，さまざまな改革が必要である。エスポー市はこのような先進的な改革に取り組んでいる。

文献

1) Niemelä M, Kallunki H, et al：Collective Impact on Prevention：Let's Talk About Children Service Model and Decrease in Referrals to Child Protection Services. Front. Psychiatry, 10：64, 2019.
https://doi.org/10.3389/fpsyt.2019.00064/

2) Niemelä M, Repo J, et al：Pilot evaluation of the impact of structured child-centered interventions on psychiatric symptom profile of parents with serious somatic illness：struggle for life trial. J Psychosoc Oncol, 30（3）：316-330, 2012.

3) Ristikari T, Merikukka M, et al：The significance of timing and duration of social assistance receipt during childhood on early adult outcomes. Longitud Life Course Stud, 9（3）：312-326, 2018.

4) Ueno R, Osada H, et al：Safety, Feasibility, Fidelity, and Perceived Benefits of an Intervention for Parents with Mood Disorders and Their Children ―"Let's Talk About Children" in Japan. J Fam Psychother, 30（4）：272-291, 2019.

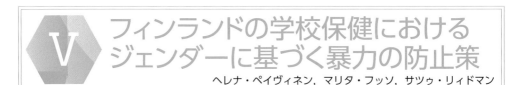

V　フィンランドの学校保健における ジェンダーに基づく暴力の防止策

ヘレナ・ペイヴィネン，マリタ・フッソ，サツゥ・リィドマン

　ここでは，学校保健における一つの課題であるジェンダーに基づく暴力の防止についての取り組みを紹介する。

フィンランドにおけるジェンダーに基づく暴力の状況

　フィンランドは人口550万人の欧州の国である。フィンランドにおいて義務教育を担う教員やその他の教育関係者は，子どもや若者に対するジェンダーに基づく暴力（Gender-based violence：GBV）を識別し，早期に介入するという点で重要な立場にある。しかしながら，教育関係者はこの役割に対処するための知識とスキルを十分持ち合わせているとは言えない。

　多くの子どもや若者が家庭や学校で暴力を受け，身体的・精神的・性的暴力の被害者となっている[1,2]。欧州委員会は，ジェンダーに基づく暴力を「ある人に対してその人のジェンダーを理由として向けられる暴力，またはある特定のジェンダーの人々に対して過度に影響を及ぼす暴力」[3]と定義している。最近では，ジェンダーに基づく暴力経験の多様さに一層注目が集まっており，インターセクショナリティ*という分析概念によってさらに研究が進められている[4]。ジェンダーに基づく暴力は広範に発生しているが，公になることはあまりない。そして，ジェンダーに基づく暴力の背後にある状況はさまざまであり，定義も統一されていないために，この問題の規模と程度を測定することは簡単ではない。しかしながら，欧州での統計によれば，約33%の女性が15歳以降に身体的暴力と性的暴力のいずれか，または両方を受けたと報告している。15歳未満では，12%の女性が性的暴力を受けたと報告している[5]。

　こうした状況にもかかわらず，ジェンダーに基づく暴力は，公共政策，法律，教育システムでは軽視されている。教育関係者はこの問題における重要な立場にあるという認識を高め，自身の行動変容を促し，生徒間暴力を早期に発見・介入する必要がある。これまでの研究で，教育関係者は往々にしてジェンダーに基づく暴力に対処する知識とスキルを持ち合わせていないと指摘されている。これは，暴力を特定し対処するための研修が不十分であることが主な要因である[6,7]。ジェンダーに基づく暴力は，複数のレベルでの対応を要し，全世代を対象とした認識向上や予防的介入が，人々の

---

*　人種やジェンダーなどの複数の社会的，政治的アイデンティティの組み合わせにより，人々が経験する不公平さや有利さを識別するために使われる手法である。

行動変容の基盤形成に有効である。研修に加えて，具体的なツール・指針や正確な情報も，ジェンダーに基づく暴力への早期予防・対処に役立つ。

　被害者にとって，ジェンダーに基づく暴力を公表することは簡単ではない。社会福祉や医療の現場では，被害者は直接そのことについて尋ねられなければ報告することはほとんどなく[6,8,9]，ごく身近な人に対して非公式に経験を語る傾向が強い[10]。同じことは子どもに対する性的虐待についても言え，虐待について，直後に，または時間が経ってから打ち明けるのは，大抵の場合，同年代の子どもたちである[11,12]。フィンランドの学校健康増進調査（2019）は定期的に実施される包括的な全国調査であるが，この調査結果によると，女児の方が男児よりも性的嫌がらせや性的暴力について大人に打ち明けることが多いにもかかわらず，それらの経験に対して必要な場合に支援を受けられるのは男児の方が多い。つまり，支援を求めることや支援を受けることもまた，ジェンダーの影響を受けているのである。

　学校は法で定められた普遍的なサービス提供者としての役割を持つことから，ジェンダーに基づく暴力に関する認識を高めるための重要な場である。加えて，学校の職員が毎日のように子どもと密接に関わっているということは，彼らが暴力を認識し，早期に介入しやすい立場にあるということを意味している。したがって，教育関係者がこの問題に関する知識とスキルを身に付け，学校が組織として手続きとリソース面で支援することが重要である。

　フィンランドでは，20％の子どもが身体的暴力を受けた経験があり，12％の子どもが家庭での暴力を目撃している[13,14]。最近行われた健康増進に関する調査[15]によると，基礎教育学校8年生（14歳）と9年生（15歳）のうち約25％が過去1年間に性的な誘いや嫌がらせを受けていた。このような経験を報告するのは男児よりも女児のほうが多い。さらに，10～13％の女児が性的な暴力を経験していた。

　ジェンダー間の平等が高いレベルで達成されている北欧で，ジェンダーに基づく暴力がまん延している現象は，北欧のパラドックスとして認識されている。ジェンダーに基づく暴力のような問題は，平等に関する議論にたやすく隠れてしまう。そういった議論では，フィンランド社会は既に平等で安全であるかのように紹介されている。

　このような状況を改善するための一つの動きとして，フィンランドを含む欧州3か国による学際的な研究プロジェクト「ジェンダーに基づく暴力を防止し立ち向かうための学校における教育と認識向上」（Education and Raising Awareness in Schools to Prevent and Encounter GBV：Erase GBV）*が取り組まれている。本プロジェクトは，フィンランド，クロアチア，スペインで実施され，ジェンダーに基づく暴力の発見と介入に関する可能性と障害，ならびにジェンダーに基づく暴力問題に取り組む教

＊　　Erase GBV プロジェクトは欧州連合（EU）の権利・平等・市民権プログラムによる助成 No 856816 を受けて実施している。

育関係者に対する研修の必要性について調査し，その結果を基にウェブベースの研修プログラムのモデルを開発することを目的としている。

　以降では，本プロジェクトのフィンランドにおける調査結果の概要と，これに基づいて作成された研修プログラムの例を紹介する。

子どもと若者に対するジェンダーに基づく暴力を特定する上での課題と可能性

　ジェンダーに基づく暴力を特定し対処するためには，この問題についての知識と思いやり，さまざまな専門職との協働，共通の方法や手続きが必要である。

　Erase GBV プロジェクトで実施したフィンランドにおけるデータの収集は，プロジェクトに参加している 3 か国で行われ，フォーカスグループインタビューと，学生，教育関係者，および教員養成課程大学の教員に対する調査を通じて収集された。インタビューデータから，教育関係者が特定できた生徒間のジェンダーに基づく暴力や，教育関係者自身が経験したジェンダーに基づく暴力の多様な形が明らかになった。教育現場における，ジェンダーに基づく暴力は以下のような行為を指す。

・ジェンダーやジェンダー自認に基づく侮辱（ゲイと呼ぶなど）
・継続的に個人の選択肢を狭める固定観念や思い込み（男の子はやはり男の子，良い女の子・男の子はこういうことをする，女の子にはこれはできないなど）
・ジェンダーやジェンダー自認に関する発言や“悪意のないユーモア”（体の変化や特徴についてのコメント，娼婦と呼ぶなど）
・LGBTQI の人々に対する差別（社会的交流を持たないようにする，嫌がっているのに注目し続ける，その他の方法による侮辱）
・デジタル暴力（相手の許可なく親密な関係を映した写真をネット上で共有する，ソーシャルメディアでジェンダーやジェンダー自認について人を傷付けるようなコメントをする，その他の方法によるネット上の嫌がらせ）
・恋人に対する暴力（ガールフレンド・ボーイフレンドの服装や友人関係，金銭の使い方などの支配，暴行，性的暴力など）
・性的自己決定権の侵害（嫌がるのに体を触る，性的行為を強要する，その他の性犯罪）

　当初，これらの経験は必ずしもジェンダーに基づく暴力とは認識されていなかったが，後に知識が増え文化が変わることで，また，インタビュー時に熟考したことによって，プロジェクト参加者は自分の経験を暴力と認識することができた。これは無

理もないことである。対人関係における暴力，特にジェンダーに基づく暴力の形をとるものは，文化的にも個人的にも否定され，軽んじられ，話題や経験としてのみならず，事象として認識されてこなかったのである[16]

　また，ジェンダーに基づく暴力を受けた際に生じた感情に関する聞き取りの結果では，激しい怒りや暴力に対して行動を起こさなければならないという責任感といった感情の一方，無力感や共感の感情も聞き取られ，暴力が幅広い感情を呼び起こすことが示された。ジェンダーに基づく暴力を目撃する可能性がある人やその被害から助けることが期待される教育関係者がこれらの感情を認識しておくことは，暴力を目撃した際の対応や必要に応じた支援につなぐうえで重要となる。

　特定されたジェンダーに基づく暴力事例がある一方で，教育関係者は彼らの目が届かないネット（スマートフォンやインターネット）上，通学路やその他の場所で起こるジェンダーに基づく暴力を特定し対処することについての困難さを報告している。しかしながら，例えば性的な誘いや嫌がらせはネット上または公共の場で発生する場合が最も多い[15]。ネット上の暴力は間違いなく注意が必要な形の暴力であり，将来的には介入する必要がある。2020年代には，ネット上の暴力と嫌がらせに関する知識を増やすことが特に重要である。ジェンダーに基づく暴力は，若者の生活に不可欠なデジタルプラットフォーム上で発生が増加している。これらの事例を見つけるのは簡単ではないだろうが，デジタル暴力は若者の心身の健康に深刻なダメージを与えるため，社会と教育関係者は見て見ぬふりをしてはならない。

　さらに，調査の結果報告の中では，ジェンダーに基づく暴力における教育関係者の協働の重要性を指摘しており，想定されるケースについて事前に同僚同士で介入方法やどのように助け合うのかを検討しておくことが対応のうえで重要としている。また，生徒が暴力に直面した場合に助けを求めることができるよう，生徒との信頼関係や結びつきを築いておく重要性も強調している。このような暴力を受けた際の道筋を平時から作っておくことが，ジェンダーに基づく暴力撲滅に向けた基本的な考え方となる。

　最後に，教育関係者は介入の手法や手続きが共有されていないと感じているようであった。ジェンダーに基づく暴力への対処は組織レベルでの支援が必要であり，リソースと指針も必要である。すなわち，ジェンダーに基づく暴力を防止し，介入するための研修が，将来的には教育関係者の基礎教育に当然のこととして含まれなければならないことが示唆された。

フィンランドにおける研修プログラム

　フィンランドではこれまで，医療従事者や教育関係者の基礎教育にジェンダーに基

表 2-12　「家庭内暴力，女性に対する暴力，およびシェルターサービスに関する専門スキルと認識の向上」プロジェクトの研修内容

研修項目	単元の名称	内容
単元 1	研修へようこそ	研修内容の紹介
単元 2	家庭内暴力における現象	家庭内暴力の現象と影響／家庭内暴力を扱う専門職と家族との関係
単元 3	介入する義務	法令と人権条約／報告の義務／家庭内暴力への介入／犯罪としての家庭内暴力／関連する犯罪プロセス
単元 4	家庭内暴力への介入	家庭内暴力に対する認知，遭遇，介入／家庭内暴力の介入のための測定用具
単元 5	多職種協働	家庭内暴力における多職種協働と必須の役割／暴力を専門としたサービス提供者
単元 6	最終試験	最終試験と研修の終了／試験合格者に修了証を授与

表 2-13　「ジェンダーに基づく暴力を防止し立ち向かうための学校における教育と認識向上」プロジェクトにおける総合的な研修計画

研修項目	内容
単元 1	動機付けと導入
単元 2	ジェンダーに基づく暴力の現象に関する知識 性的規範，固定概念，それらに起因するジェンダーに基づく暴力 ジェンダーに基づく暴力の経験と影響
単元 3	学校環境におけるジェンダーに基づく暴力のケースを認知すること，および追跡スキル サポートのためのスキル 学校におけるジェンダーに基づく暴力のケース対応と訓練 予防 法的枠組み（若者の安全に対する責任の共有）
単元 4	試験，修了証，さらなる研修

づく暴力については含まれていなかったが，最近では Erase GBV プロジェクトで示されたウェブベースの研修プログラムのモデルを活用したプログラムの開発が進められており，フィンランド国立健康福祉研究所（THL）がその取りまとめを行っている。簡単にアクセスでき，職場などでのグループ学習も推奨されている。

　Erase GBV プロジェクトのモデルを活用して作成された研修プログラムの例をいくつか紹介する。

　その一例が，医療福祉関係者と警察を対象とし，家庭内暴力，女性に対する暴力，およびシェルターに関する専門スキルと認識の向上を目的として作成された研修プログラムであり，6 つの単位から構成される（表 2-12）。これは近親者による暴力に対応する際のニーズに焦点を当てている。

　もう一つは，教育関係者を対象とし，ジェンダーに基づく暴力を防止し立ち向かうための学校における教育と認識向上を目的として作成された研修プログラムであり，4 つの単位から構成される（表 2-13）。これは生徒に対する支援の提供，追加的な支援への誘導，当局への通報における教育関係者のスキル向上に焦点を当てている。

文献

1) Dimitrova-Stull A：Violence towards children in EU, 2014.
https://www.europarl.europa.eu/RegData/etudes/IDAN/2014/542139/EPRS_IDA（2014）542139_EN.pdf

2) Hillis S, Mercy J, et al：Global prevalence of past-year violence against children：a systematic review and minimum estimates. Pediatrics, 137（3）：e20154079, 2016.

3) European Commission. What is gender-based violence？ 2020.
https://ec.europa.eu/info/policies/justice-and-fundamental-rights/gender-equality/gender-based-violence/what-gender-based-violence_en#gender-based-violence-gbv-by-definition/

4) Aghtaie N, Gangoli G：Key Issues：researching gender based violence. In Aghtaie N, Gangoli G：Understanding Gender Based Violence. National and International Contexts, pp.3-16, Routledge, 2014.

5) FRA：Violence against women：An EU - wide survey. Luxembourg：European Union Agency for Fundamental Rights. 2014. Retrieved from https://fra.europa.eu/sites/default/files/fra-2014-vaw-survey-at-a-glance-oct14_en.pdf

6) Husso M, Virkki T, et al：Making sense of domestic violence intervention in professional health care. Health Soc Care Community, 20（4）：347-355, 2012.

7) Stanley N, Ellis J, et al：Preventing domestic abuse for children and young people：A review of school-based interventions. Child Youth Serv Rev, 59：120-131, 2015.

8) Husso M, Notko M, et al：Domestic violence interventions in social and health care settings：Challenges of temporary projects and short-term solutions. J Interpers Violence. Online first：2020.

9) Taket A, Nurse J, et al：Routinely asking women about domestic violence in health settings. BMJ, 327（7416）：673-676, 2003.

10) Sylaska KM, Edwards KM, et al：Disclosure of intimate partner violence to informal social support network members：A review of the literature. Trauma Violence Abuse, 15：3-21, 2014.

11) Hietamäki J, Husso M, et al：Tyttöjen ja poikien väliset erot seksuaalisesta hyväksikäytöstä kertomisessa. Yhteiskuntapolitiikka, 85（5-6）：542-5535, 2020.

12) Schönbucher V, Maier T, et al：Disclosure of child sexual abuse by adolescents：A qualitative in-depth study. J Interpers Violence, 27（17）：3486-3513, 2012.

13) Ellonen N, Kääriäinen J, et al：Lasten ja nuorten väkivaltakokemukset：Tutkimus peruskoulun 6. ja 9. luokan oppilaiden kokemasta väkivallasta.［Results of the Child victim survey 2008］. Poliisiammattikorkeakoulun raportteja 71/2008. Suomen yliopistopaino-Juvenes Print, 2008

14) Fagerlund M, Peltola M, et al：Lasten ja nuorten väkivaltakokemukset 2013：lapsiuhritutkimuksen tuloksia.［Results of the Child victim survey 2013］. Poliisiammattikorkeakoulun raportteja 110. Suomen yliopistopaino-Juvenes Print, 2014.

15) Ikonen R, Helakorpi S：Lasten ja nuorten hyvinvointi：Kouluterveyskysely 2019.［The Finnish School Health Promotion study］.
http://urn.fi/URN：NBN：fi-fe2019091528281

16) Husso M, Hirvonen H, et al：From rejection to understanding：Towards a synthetic approach to interpersonal violence. In Husso M, Notko TVM, et al：Interpersonal violence：Differences and Connections. pp.1-14, Routledge, 2017.

配偶者（パートナー）による暴力に関する質問票を用いた聞き取り

横山美江

ネウボラにおける専門職の役割

　暴力行為の被害者を支援することは，何よりもまずネウボラの専門職の倫理的責任の一つとされている[1]。ネウボラの専門職は，配偶者（パートナー）による暴力に対して，暴力行為の把握・対処，被害者への聞き取り調査・サポート・アドバイス，被害者がおかれている状況の危険性の評価，ネウボラでの慎重な診察と記録（けが，心理的影響など），子どもについての話し合いなどの役割を担っている[1]。さらに，状況により，児童保護法の要件に従って暴力行為を報告し，被害者を他の援助機関に照会することや，多職種の専門職との協力体制を調整する役割も担う。

配偶者（パートナー）による暴力

　配偶者（パートナー）による暴力について，軽度のものは男女ともに被害者になりうる。しかし，長期にわたる暴力の被害者は大抵女性である。女性が受ける負傷は男性が受けるものに比べて明らかに深刻である。Heiskanen と Ruuskanen[2] は，フィンランドにおいてパートナーからの暴力によって，女性が負傷する頻度は男性の2倍以上，心理的な影響は3倍であると報告している。さらに，パートナーからの暴力では，身体的・心理的影響への支援に加えて，情緒的支援，安全な居住環境（シェルター），経済的支援など，多様な支援が必要となる。また，子どもの養育権などの法的な問題では外部の専門職の支援が必要なことが多い[3]。

　妊産婦ネウボラの業務では特にパートナー関係の中で生じる暴力，男性の支配行動（服従，隔離，脅迫／威嚇行動）に注意しなければならない。中央フィンランド医療圏域で1999〜2000年に実施された調査では，産科入院患者の10%が，過去にパートナーによる暴力が健康状態や生活面で悪影響を及ぼしたと回答した[4]。北欧のスカンジナビア諸国やアメリカなどの調査では，1〜21%の女性が妊娠中に身体的暴力を受けていたと報告している[5]。なお，日本の調査では，妊娠中の女性の1.2%がパートナーから身体的暴力を受けていたと報告している[6]。

配偶者（パートナー）による暴力に関する質問票
　これまでさまざまな暴力の被害を把握する手段や方法が開発され，この努力により

支援の方策も改善されてきた。暴力について質問し言葉にして確認することは，ネウボラにおける体系的なルーティン業務の一つである。すべての両親に対して，暴力が子どもと両親自身に与える影響について情報を提供し，話題として取り上げる。

　第1章でも紹介したように，妊産婦ネウボラや子どもネウボラでは，ネウボラでの健診の受診時に「配偶者（パートナー）による暴力に関する質問票」（資料2-8）を使用している。この質問票の開発のモデルとなったのは，中央フィンランド医療圏域で使用されはじめた質問票である[3]。

　この質問票は，担当保健師が聞き取り，利用者と一緒に記載するものである。質問票は，暴力問題について尋ねる敷居を低くし，できるだけ早い段階で暴力のリスク要因や経験，被害をアセスメントすることを目指して使用している。質問票により，担当保健師が暴力について質問することや，利用者が暴力の被害について言葉にすることが容易になった。

　具体的には，利用者に対して口頭で，現在のパートナーから，あるいは過去の人生において，親しい人間関係における身体的ないし心理的な暴力を受けたり，ひどい扱いを受けたことがあるか，といったような質問をする。質問票記入の際には，安全上の理由から必ず担当保健師が同席し，常に利用者との双方向的な会話の中で進められ，質問は常に質問票の記載に沿った形で行われる。質問票は男女両方への使用に適しているが，質問票は利用者が一人でいるとき，すなわちパートナーを伴わない状況で記入してもらう。質問票は妊娠期と産後に用いられ，必要に応じて別の健診の機会に使用されることもある。質問票を使用して利用者に尋ねる際の導入の場面では，表2-14 に示すような言葉が使用される[3]。

　質問票の使用には，利用者との信頼関係が不可欠であり，担当保健師の高いスキルが必要とされる。フィンランドでは，保健師ないし助産師に対して暴力の形態について事例を用いた研修をすることが推奨されている[3]。

　なお，フィンランドでは，移民の増加などさまざまな事情もあり，今後ネウボラでは世界保健機関（WHO）により提示されている DV を特定するための小児期逆境体験国際質問票（Adverse Childhood Experiences International Questionnaire：ACE-IQ）を用いることも検討されている[7]。

資料 2-8　配偶者（パートナー）による暴力に関する質問票

性別：男性／女性　年齢：　　　　日にち：

結婚状況：

子ども人数：　　　　　　　担当機関：

子どもの年齢：　　　　　　担当保健師：

第 1 段階調査

1. 今までの人生で，近親者（家族，親族，付き合っている人など）から身　　はい／いいえ
   体的・精神的な暴力，性的暴力，虐待，あるいは体罰を受けたことがあ
   りますか。

2. 受けた暴力は，今も自分の人生や生活に影響していますか。　　　　　　はい／いいえ

3. 身近な人との間に現時点で身体的・精神的・性的暴力，虐待，あるいは　　はい／いいえ
   体罰を経験していますか。

4. 今まで暴力を目の当たりにしたり，暴力が疑われる音や声を聞いたこと　　はい／いいえ
   がありますか。

5. 自分自身が過去に暴力を振るったことがある，もしくは，現在暴力を振　　はい／いいえ
   るうことがありますか。

追加情報・備考

2〜5 のいずれかに「はい」と回答した方は，第 2 段階調査に答えてください。

第 2 段階調査

1. どのような暴力でしたか。以下の暴力に関する事項について，経験したことがある場合
   には「1」（経験）を，目撃したことがある場合には「2」（目撃）を，自分が暴力を振るった
   ことがある場合には「3」（使用）をそれぞれの項目の下線部に記入してください。

   ___ 身体的な暴力（例えば，小突く，殴る，蹴る，髪を引っ張る，頭を叩く，引っかく，
       揺さぶるなどの行為，銃刀の使用，身体的な暴力を使って脅すことなど）

   ___ 精神的な暴力（例えば，威圧する，批判する，中傷する，軽蔑する，支配する，交
       際を制限する，強い嫉妬心を持つ，物を壊す，ペットを傷付けるなどの行為，ある
       いは自殺をほのめかすことで脅すことなど）

   ___ 性的な暴力（例えば，強姦，強姦を試みること，あるいはさまざまな形態の性的交
       渉をするよう圧力を掛けること，ないしセックスの強要，性的な暴力を使って脅す
       こと，性的に軽蔑すること，避妊の拒否，中絶の強要，性に関する自己決定を制限
       することなど）

   ___ 虐待ないしネグレクト（例えば，ケアや支援，介助を必要とする子ども・高齢者・
       障がい者を放置すること，薬や中毒物質，溶剤などの化学物質を用いて他者を傷付
       けることなど）

  ___ 経済的な暴力（例えば，自立した金銭使用を妨害すること，経済的な決定への参加を妨げること，あるいは自分の金銭を他者の使用に供するよう強要すること，経済的な暴力を用いて脅したり，締め付けることなど）

  ___ 文化・宗教を起因とした暴力（例えば，宗教上の信条を強要すること，いわゆる名誉の暴力や信仰に関連する事柄で脅すなど，宗教・文化を引き合いに出しながら暴力で脅したり，暴力を振ることなど）

2. 直近で暴力や体罰を受けたり，あるいはそれらを目撃したり，あるいは自身が暴力を振るったのはいつですか。
  1日以内／1週間以内／1か月以内／1年以内／それより以前（具体的な時期を記入）

3. どのくらい暴力ないし体罰を受けましたか，あるいは暴力を目撃しましたか。あるいは近親者に暴力を振るったり，子どもに体罰を与えましたか。
  1回／何度も／繰り返し／いつも

4. あなたに暴力を振るったり，体罰を与えたのは誰ですか。あるいは，誰に暴力を振るいましたか。

5. この質問は，現時点で近親者による暴力が発生している場合のみ尋ねます：
  その状況で，暴力にさらされている子どもがいますか（暴力を見たり，聞いたり，加担させられたり，暴力が行われている状況に居合わせたり，その子ども自身が暴力の犠牲になっているなど）。
  はい／いいえ
  はいの場合
  利用者の自己評価（0：全く影響ない〜5：非常に影響している）

6. 現時点での暴力ないし体罰の心身の健康に対する影響度を0〜5でお答えください。
  利用者の自己評価（0：全く影響ない〜5：非常に影響している）

7. 現時点での暴力ないし体罰の自分の身の安全に対する影響度を0〜5でお答えください。
  利用者の自己評価（0：全く影響ない〜5：非常に影響している）

8. どのような支援を望んでいますか。

表 2-14　利用者に暴力行為について尋ねる場合の導入時の言葉の例

・妊産婦ネウボラと子どもネウボラでは，母親と子どもの健康，およびウェルビーイングについて支援します。暴力はそれらを損なう要因の一つとなるからです。私たちは，暴力について尋ねるために開発された質問票を使用します
・ネウボラでは，女性たちと配偶者（パートナー）との経験，特に暴力について尋ねています。理由は，パートナーによる暴力行為が一般的であること（よく見られる）からです。尋ねるときには質問票を使用し，質問票にある内容を質問していきます
・妊産婦ネウボラと子どもネウボラでは，パートナーと家族の問題について話し合うことを重視しています。通常，すべての利用者にパートナーの暴力について質問します。希望があれば，この問題についてもっと詳しく話し合うことも可能です

面前DVの子どもへの影響

　近年，家族内での暴力の目撃は，児童虐待の形態の一つであるとされている。両親の間での身体的暴力を目撃したり，暴力の結果を見たり（例：あざや壊れたもの），暴力に関する音や言い争いを聞いたり，その存在に気付くことである[8]。

　家族内での暴力が慢性的に発生する場合，子どもの情緒的・心理的・身体的発達に重大なリスクが及ぶ。親による心理的虐待は気分や不安障害のリスクを高め，脳の形態にも影響する[9]。家族内暴力は，子どものうつ，敵意，非社交的行動と辺縁系過敏と関連していることも指摘されている[10]。さらに，同年齢の子どもに比べ，その他の虐待を経験するリスクも高くなる[11]。

文献

1) Perttu S, Kaselitz V：Addressing Intimate Partner Violence：Guidelines for Health Professionals in Maternity and Child Health Care, University of Helsinki, Palmenia Centre for Continuing Education, Vantaa.

2) Heiskanen M, Ruuskanen E：Tuhansien iskujen maa-Miesten kokema väkivalta Suomessa 2010.
http://www.heuni.fi/Etusivu/Publications/1284990374295/

3) Klemetti R, Hakulinen T：Äitiysneuvolaopas Suosituksia äitiysneuvolatoimintaan, 2013.
https://www.julkari.fi/bitstream/handle/10024/110521/THL_OPA2013_029_verkko.pdf?sequence=3&isAllowed=y

4) Rachana C, Suraiya K, et al：Prevalence and complications of physical violence during pregnancy. Eur J Obstet Gynecol Reprod Biol, 103（1）：26-29, 2002.

5) Pikarinen U, Saisto T, et al：Experiences of physical and sexual abuse and their implications for current health. Obstet Gynecol, 109（5）：1116-1122, 2007.

6) Miura A, Fujiwara T：Intimate Partner Violence during Pregnancy and Postpartum Depression in Japan：A Cross-sectional Study. Front Public Health, 5：81, 2017.

7) ACE-IQ.
https://www.who.int/violence_injury_prevention/violence/activities/adverse_childhood_experiences/questionnaire.pdf?ua=1

8) Olofsson N, Lingqvist K, et al：Physical and psychological symptoms and learning difficulties in children of women exposed and non-exposed to violence：a population-based study. Int J of Public Health, 56（1）：89-96, 2011.
https://link.springer.com/article/10.1007%2Fs00038-010-0165-0/

9) Tomoda A, Sheu Y-S, et al：Exposure to parental verbal abuse is associated with increased gray matter volume in superior temporal gyrus. Neuroimage, 54（1）：s280-286, 2011.
http://dx.doi.org/10.1016/j.neuroimage.2010.05.027/

10) Teicher M, Samson J, et al：Sticks, Stones, and Hurtful Words：Relative Effects of Various Forms of Childhood Maltreatment. Am J Psychiatry, 163（6）：993-1000, 2006.
http://dx.doi.org/10.1176/ajp.2006.163.6.993/

11) Hamby S, Finkelhor D, et al：The overlap of witnessing partner violence with child maltreatment and other victimizations in a nationally representative survey of youth. Child Abuse Negl, 34（10）：734-741, 2010.

家庭内暴力・児童虐待が
起きている（と思われる）場合の
対応

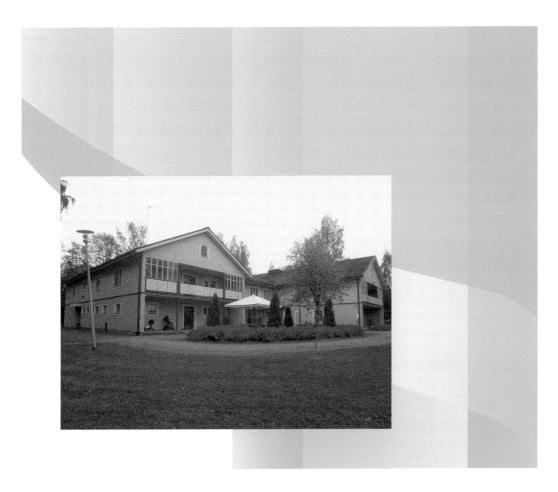

家庭内暴力が特定された場合の具体的対応の実際

横山美江

家庭内暴力の特定

　妊娠中に配偶者（パートナー）からの暴力を経験すると，一般的に妊娠中に終わることはなく，場合によっては出産後も継続し，そのリスクが大きくなることさえある。暴力が子どもを直接の対象としない場合でも，暴力は子どもの成長と発達にとって脅威となる[1,2]。

　ネウボラでは，「配偶者（パートナー）による暴力に関する質問票」（p.80の資料2-8参照）を活用しながらパートナーからの暴力について質問を行っている[3]。質問票は多くの場合，ネウボラの総合健診に併せて用いられる[3]。他のさまざまな質問票を用いることによって，暴力について質問する敷居を下げることができる。もし会話の中で懸念事項があれば，利用者を追加のネウボラの健診へと呼び出し，暴力についてのより詳細な調査を行う。

　質問票での回答以外でも，救急外来にかかることや不明確な理由で受診していた場合には，家庭内暴力の可能性について考慮する。救急外来受診が，胎盤剥離などによる場合は，暴力の可能性がある。また，受診理由が不明確な場合では，暴力の脅威から逃れるために安全な場所を求めていることや，出産への恐怖を感じていることが本来の受診理由である場合がある。いずれの場合においても，その背景にある要因を明らかにし，暴力が原因である場合には，その暴力が常に起きているか否かについても確認しなければならない[4]。

　家庭内暴力により支援や介入が必要と判断される事項として，例えば，中央フィンランド医療圏域では，「配偶者（パートナー）による暴力に関する質問票」を用いた聞き取りにおいて，表3-1に示す4つの事柄を挙げている。

　利用者がパートナーからの暴力を受けていると話した場合，あるいは暴力を認める

表3-1　家庭内暴力により支援や介入が必要と判断される事項

・現在進行形で配偶者（パートナー）による暴力が行われている
・過去に経験した暴力が明らかに心身の健康に影響している
・利用者の現時点の心身の健康状態がいかなるものであれ，職員が必要であると判断している
・暴力の加害者自身が支援を受けることを希望している

と判断した場合には，担当保健師は状況評価を行い，問題について利用者とともに，必要な場合には他の専門職を交えて話し合いを行わなければならない。利用者を責めたり，出来事に対して恐怖を表したりすることなく，利用者の話に耳を傾けることが大切である。担当保健師と担当医は，利用者の安全に対処し，支援機関についての情報を提供する必要がある。家族に未成年の子どもがいる場合には，児童保護担当部署から得られる支援について話し，ネウボラの職員には児童保護通報義務があることを知らせる[3]。

配偶者（パートナー）による暴力のリスクに対するアセスメント

ネウボラは家族で受診することが多いため，パートナーが同席する場合もある。同席する際には，暴力を話題に出すことにより，その場で危険が生じる可能性がある，あるいは，受診後に利用者や子どもが安全に帰ることができない可能性について留意し，懸念がある場合には話題提供は慎重に行うか，状況によっては控える。

「配偶者（パートナー）による暴力に関する質問票」の「第1段階調査」を用いた聞き取りにおいての身の安全への影響に関する利用者の自己評価で，「はい」を3つ以上を付けている場合，あるいは現在，利用者の身近で暴力が発生しており，かつ，妊娠中である場合には，「配偶者（パートナー）による暴力のリスクに関する質問票」（資料3-1）を利用者に記入してもらう。

利用者の安全確保

この「配偶者（パートナー）による暴力の安全リスクに関する質問票」における項目のいずれか1つでも「はい」と答えた場合は，リスクが高まっていることを示しており，3つ以上「はい」とした場合にはリスクは深刻であると判断される。3つ以上の場合には，利用者の安全を確保するために，表3-2に示す対応を即座に取ることが求められる。

利用者のネウボラ訪問時において，明らかな身体的暴力の痕跡を認めた場合には，担当保健師は安全状況の評価のために観察や聞き取りを行い，傷跡の様子（赤み，引っかき傷など）について可能な限り詳細に保健サービスのカルテに記録する。とりわけ，すぐに医科受診できない場合には，記録の正確性を期すため人体図を使用して損傷の位置などを記載する場合がある[4,5]。迅速に治療につなぎ，継続治療が必要な場合には，治療関係者と適宜協議し，方針を検討することが推奨されている。

性的虐待が疑われる場合には，いかなる場合も婦人科診察につなげる。

資料 3-1　配偶者（パートナー）による暴力のリスクに関する質問票

　配偶者（パートナー）による暴力には，被害者の身の安全に大きな影響を与えるリスクが数多く関連しています。もし利用者が，調査票の自身の安全に関する自己評価で3つ以上「はい」をつけた場合，利用者のおかれている状況を判断し，どのようなリスク要因が身の安全に潜んでいるのかを明らかにする必要があります。

　利用者に以下の質問について記載を求めましょう。

　1. 妊娠している場合，妊娠中に暴力が起きましたか　　　　　　　　　　　　はい／いいえ

　2. 暴力で傷や痛み，あるいは長期にわたる障がいが生じましたか　　　　　　はい／いいえ

　3. ここ1年の間に暴力が増えましたか　　　　　　　　　　　　　　　　　　はい／いいえ

　4. ここ1年の間に暴力の度合いがひどくなりましたか　　　　　　　　　　　はい／いいえ

　5. 加害者は何か武器や道具を使いますか。あるいは，それらを用いて脅し　　はい／いいえ
　　　ますか

　6. 加害者は恐怖をあおるような態度を取りますか　　　　　　　　　　　　　はい／いいえ

　7. 加害者はあなたや子どもに対して，「殺すぞ」と発言したり，行動に移　　はい／いいえ
　　　すそぶりを見せることがありますか

　8. 加害者は首を絞めるなどにより，あなたを窒息させようとしたことがあ　　はい／いいえ
　　　りますか

　9. あなたの安全を脅かすようなやり方で，侮辱したり，圧力をかけたり，　　はい／いいえ
　　　監視したことがありますか

　10. 加害者による嫉妬，依存，あるいはつきまといのために，恐怖や脅威を　　はい／いいえ
　　　感じることがありますか

　11. 子どももしくはペットへの暴力がありますか　　　　　　　　　　　　　　はい／いいえ

　12. 加害者がアルコール・薬もしくは何かの依存症を抱えており，あなたも　　はい／いいえ
　　　しくは家族が不安を感じるようなことがありますか

　13. 自殺もしくは自傷をほのめかす，もしくは実際にそのようなことをしま　　はい／いいえ
　　　したか

　14. あなたは気持ちが沈んだり，不安に感じていますか。あるいは，自己破　　はい／いいえ
　　　壊的な気持ちになったり，もしくは加害者（あるいは子ども）に対して
　　　暴力的な感情を持つことがありますか

　15. あなた自身が不安を解消するために，アルコールや薬を使っていますか　　はい／いいえ

「はい」と答えた回答数合計 _____

★中央フィンランド医療圏において使用される質問票。

表 3-2　配偶者（パートナー）による暴力のリスクが認められた場合の対応

　　利用者が「配偶者（パートナー）による暴力の安全リスクに関する質問票」の質問のいずれか 1 つでも「はい」と答えた場合，安全上のリスクが高まっていることを示す。さらに，3 つ以上当てはまる場合，リスクは深刻である。利用者の安全を確保するために，次のことを実施する。

・医師，心理療法士，家族ネウボラに連絡し，確実に予約を取る

・利用者に対し，警察に連絡することを奨励し，被害届の提出ないし接近禁止命令の申請の可能性について知らせる

・身近な人物に自身の状況への理解を得て，危険時に連絡を取れる状態にしておくことを利用者に対して促す

・利用者に自身と子どもの安全を守れるような対策の検討を促す

・利用者に緊急時のネウボラやその他関係機関の連絡先を伝え，暴力に関する知識を提供する

・利用者が自身のおかれている危険な状況について認識するように促す（利用者が過度に恐怖を感じないように配慮しつつ，誠実かつ勇気付けるような方法で接すること）

・調査票は必ず保管する

利用者の同意を得たうえで，実施すべき事項
・提供するサービスを計画するために，ソーシャルワーカーにつなぐ

・利用者の居住する地域の児童福祉部門と警察などの緊急連絡先を伝える

・児童保護の通報を行う（子どもがいる場合は必ず）

・警察ないし犯罪被害担当部署に連絡するよう利用者に情報提供する，警察に被害届を出す，接近禁止命令を申請する，もしくは警察に相談する

・ソーシャルワーク，児童福祉部局を通して，シェルターへ保護する

医療機関における暴力の被害者の診察

暴力の被害者の診察に関する留意点

　診察について，これから何を行うのか，なぜ行うのか，どのように行うかを説明し，許可を求める。これによって，これから起きることを自分でコントロールできると感じる[5]。また，冷静ではっきりした態度を取ることで，何が起きたか話しやすくなる。

　診察には，決して他者を同席させてはいけない。また，診察を待つ間においても被害者を一人にしないよう配慮する。特に，性的暴力を受けていた場合，女性の医師を望むかを尋ねる[5]。

　診察では，外傷の写真撮影，人体図（図 3-1）の使用により記録を行う[4,5]。人体図は，外傷同士の関連性などを体系的に把握することができ，特に外傷の数が多いときに役立つ[4]。人体図に示す外傷の番号は，写真に示す番号と同じにする[5]。衣類に覆われる部分を含めて必ず全身を調べ，治療が必要な部位のみならず，すべての外傷を調べる。それぞれの外傷の部位・重症度・治癒段階，痛みを感じる部位を確認し，人

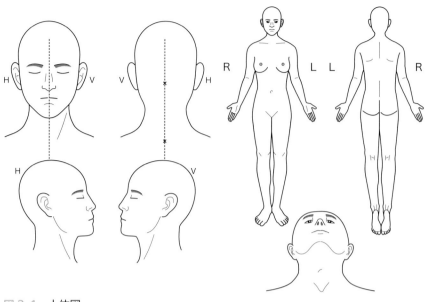

図 3-1　人体図

体図に印を付ける[4]。

　もし，性的暴力が疑われる場合は，婦人科診察を行う。検査を行ってもよいかについて，暴力被害者に許可を求める。生殖器および腹部のすべての外傷，腫脹，あるいは痛みを感じる部位を確認する。外傷の原因を特定することが困難な場合は，法医学者の支援を求める[4,5]。

　また，外傷と被害者の説明の間に矛盾がないかを確認し，矛盾点があれば明記する。もし，外傷が暴力によるものと被害者が説明しなかった場合でも，暴力が疑われる場合は必ず理由とともに記録する。さらに，心理的および精神的症状についても確認し，記録する。医学的な側面ではないものの，衣類の破れ，破損，血の跡など，暴力を示唆する痕跡がないかを確認し，記録する[5]。

外傷の撮影

　フィンランドにおいて家庭内暴力が疑われる場合，外傷の撮影は，診察と記録の標準的な要素として実施されている[4,5]。撮影に当たっては被害者の許可を得る必要があり，必要時には，同意書が使用される。法廷審問の可能性がある場合には，被害者の証言を裏付ける証拠として用いられる可能性があることを被害者に説明する。

　写真は暴行の残酷さ，外傷の影響と重篤度，加害者の殺意などを示す直接的な証拠である。デジタルカメラは，目的の画像を撮影できたかどうかすぐに確認することができ，かつ患者を特定する情報や撮影日を，写真にそのまま記録することができる。外傷1か所ごとに必ず2枚撮影する。1枚はどの部位に創傷があるかがわかるもので，

2枚目は外傷を接写する。巻き尺や，外傷の大きさがわかるようコインなどの物体を用いる。写真には，どちらが頭か足かなどの方向を示しておく。さらに，人物を特定するため少なくとも1枚は被害者の顔写真を撮る[5]。

　暴力を示唆するものがあれば，すべて正確かつ詳細に記録する。例えば，女性が起訴する場合や行政に保護を求める場合に，フィンランドではこのような記録は必須となる[4]。

　診察中に確認したすべての外傷，すなわち治癒前，治癒途中，治癒後のものを慎重に記録する。被害者の報告は，被害者自身の言葉，表現，言い回しを使って記録する。誘導的な質問をしたり，診察者自身の解釈を用いたりしてはならない。たとえ被害者が混乱していても，被害者の報告は被害者自身の言葉で記録する。その他，精神的症状，行動徴候などすべての所見を記録する。古傷，その原因と日付の他，過去の暴力の経験（暴行の回数，種類など）について，被害者の発言を記録する。被害者の発言が信ぴょう性に欠ける場合は，被害者に確認したうえで，発言と外傷所見の矛盾を記録する。被害者に意識がない，またはその他の理由（ショックなど）により発言できない場合は，介助者の発言を記録し，その発言と外傷所見の矛盾があればそれも記録する[5]。

　被害者の発言と行動を記録する際は，断定的でない表現を用いる。例えば，「患者は…と主張している/患者は…と報告している」「患者は疲弊し，現時点では十分な説明ができない…」などと記録する。

暴力が特定された被害者への支援と安全計画の立案

　暴力が特定された被害者に対しては，栄養補給や休息などの基本的な事柄を支援した後，できるかぎり早急に暫定的な安全計画（資料3-2）を被害者と一緒に作成する[5]。

> **資料 3-2　安全計画**

保健医療専門職の氏名：_____

利用者：_____

日付：_____　　再評価（日付）_____

1. 「私と子どもが自宅で危険にさらされた場合，以下に示す場所に避難する。
   _____，または，_____，または，_____。（現時点で，今後の暴力の被害が予想されない場合にも設定してください）。

2. 私と子どもが自宅で危険にさらされた場合，以下に示す経路で避難する。
   _____（例：扉，窓，階段，エレベーター，非常口）。

3. 近隣住民のうち，以下に示す人物に対して暴力行為について話し，家から不審な音を聞いた場合に警察に通報してもらうことを依頼する。_____。

4. 私が危険にさらされた場合，子どもや友人に助けを求める連絡を取る際に，以下の暗号を用いる。_____。

5. 私がパートナーと別居した場合の住居は，安全の確保ができる（施錠，アラームシステムなど）。

6. 私と子どもが自宅で危険にさらされた場合のセーフティバッグ（緊急時持出袋）は以下に示す場所に保管する。_____（自宅の物置，友人の家など）。

7. 私が急いで家を出るときには次のアイテムが必要である（セーフティバッグには以下の物を入れる）：
   □　現金　□　自宅と車のスペアキー　□　予備の衣類　□　携帯電話，重要な電話番号，テレフォンカード　□　衛生用品　□　処方薬　□　重要な書類／カード（健康保険証，身分証明書など）　□　子どものお気に入りのおもちゃ　□　その他_____

8. 私は専門職から以下の事項について説明を受けた。
   □　専門職はパートナーからの暴力を防ぐことについて責任を負うものではないが，私と子どもの安全を確保する方法を提案できること。
   □　私と子どもは暴力の脅威から逃れ，暴力を恐れることなく安全に暮らす権利を持つこと。
   □　暴力は犯罪であり，警察に通報できること。
   □　パートナーの私と子どもへの接近禁止命令を申請することが可能であること。申請方法は以下であること。_____。
   □　その他，以下の支援機関が利用可能であること。_____。

9. 専門職から以下の支援機関による継続的な支援提供について提案を受け，同意した。_____。

10. 私は専門職と書面を用いて暴力被害を評価した。私の状況は以下に示す通り。
　　＿＿＿＿＿＿＿。

11. 私はこの安全計画を，私や子どもの安全を損なう恐れのない以下の場所に保管する。＿＿＿＿＿＿＿。

　安全計画立案の際は，被害者がどのように自身と子どもを守るかについて話し合ったり，パートナーが暴力的になる徴候があるかなどについて話し合う。また，暴力時の避難経路について，台所は刃物などがあり危険なことや，風呂など出口のない部屋への退避を避けるなどについて検討する。さらに，暴力を防げなかった場合でも，けがの重篤度を減らす方策を考える。暴力の危機を感じて家を出るときについては，ゴミ出しや犬の散歩のときなど，自然に行える方法を考えておく。子どもとともに避難が必要な場合も考慮し，対処方法や避難経路・場所について子どもと話しておくことは重要である[5]。また，子どもに緊急連絡先に電話するように教えておくことも考慮する。子どもが幼い場合，子どもを避難場所に連れていく人物を決めておく。さらに，信頼できる隣人，友人，親戚について確認し，暴力時に避難させてもらうことや，暴力行為の音を聞いたら警察に通報をするよう依頼するなど，合意を得ておくことも大切である。

　なお，家族機能を修復するためのソーシャルワークでは，子どもを保護する必要があるという観点から，家族の状況が計画的に調査され，家族と合意した内容に関して家族への支援がなされる。家族機能を修復するためのソーシャルワークの開始には，児童保護ソーシャルワーカーの紹介状が必要である。児童保護の担当部署は，家族に対して家族機能を修復するためのソーシャルワークに参加するよう勧告する（義務付ける）権限も持っている[3]。

複数の専門職によるサポート

　家庭内暴力が認められる場合に，複数の専門職によるサポートを開始するためには，まず，暴力の被害者にチームあるいは地域の複数の専門職からなるワーキンググループで話し合うことの許可を求める必要がある。被害者は事例が公になることで被害者自身に危害が及ぶことを恐れる場合があり，こうした場合では被害者が許可しないこともあるが，連絡を取り続け，被害者が当該事例に対応するモチベーションを持ち続けるように支援する。

　また，いかなる場合でも専門的判断のもと子どもの状況を評価することが重要である。もし危険が深刻であれば，児童保護法により迅速な対応が求められる。保健医療

従事者や関係者は，被害者の秘密が完全に保持されることを保証しなければならない。

妊産婦ネウボラにおける児童保護の予備通報

ネウボラの職員は，妊娠中に女性の状態が暴力などの理由により，出産後直ちに児童保護が必要と判断した場合には，児童保護法に基づき，出産前に児童保護の予備通報を行わなければならない。判断の根拠としては，例えば，両親のアルコールや薬物乱用，あるいは精神保健上の問題が挙げられる[3]。

子どもについて話し合う

父親による家庭内暴力が発生している場合は，その影響が子どもにも現れ，子どもも標的となるリスクが非常に高まる[6,7]。したがって，家庭内暴力を確認した場合，直接的に子どもを虐待していないか確認することが重要である。

また，母親が子どもを虐待している恐れがないかも，確認が必要である。母親への暴力は，育児能力，あるいは家族機能を低下させ，子どもに対するネグレクトや虐待を助長する。暴力によりストレスとトラウマにさらされるため，子どもに対してイライラを募らせ，あるいは，そのはけ口として虐待する危険性が高まる。母親との会話の際には，このことを念頭に置いて，家庭内での子どもの状況と反応について話すことが重要である。子どもが直接的な身体的暴力を受けていなくても，家庭内暴力の状況を見せることは心理的暴力である。

ネウボラにおける担当保健師や担当医の任務

ネウボラの健診において，児童虐待の徴候が確認され，介入する際には，子どもや家族に関するさまざまな問題（背景，関係など）を考慮し，慎重に，かつ一貫した対応を取る必要がある。ネウボラの担当保健師は，子どもや家族との対面での支援，あるいは治療が必要な場合にも，重要な役割を担っている。ネウボラの担当保健師・助産師（担当保健師）や担当医は，表 3-3 に示す任務を遂行することが求められている[8]。

まず，懸念された虐待の徴候，観察された外傷（写真を含む）およびその状況について日付けとともに記録する。外傷の原因の評価，子どもの成長（例：栄養状態），発達に関連する問題についても記録する。次に，子どもと親の行動や関係性について観察する。例えば，言語的コミュニケーションと非言語的コミュニケーションとが一致しているかどうか，子どもと親の関係の質がどのようなものであるか確認し，記録する。ま

表 3-3　保健医療専門職の任務

外傷，虐待の徴候の観察と記録	・日付，傷の記述，傷の原因の評価，子どもの成長および発達に関連する問題
子どもと親の行動や関係性についての観察	・言語的コミュニケーションと非言語的コミュニケーションとが一致しているかどうか ・子どもと親の関係の質がどのようなものであるか
家族のリスク要因の特定	・会話を通して，家族から情報を収集する
子どもの安全の評価	・子どもの安全を確保するよう対応する
チームによる継続的なケアが必要な場合	・継続ケアのための調整を行い，体系的な記録を残す ・ケアに関与したチームメンバーには，所見を報告する

た，家族のリスク要因について特定するために，コミュニケーションを取りながら情報を収集する。家族が話すことについては，共感しながら話を聞くように努める。さらに，子どもの現在および今後の安全を評価し，安全が確保できるよう対応することが重要となる。チームによる継続的なケアが必要な場合には，チームを調整し，所見を報告する。このような対応のためにも，体系的な記録を残しておかなければならない。

　子どもが暴力を受けていたり，健康が危険にさらされるような環境で暮らしている場合は，フィンランドでは児童保護法により，児童保護局との連携を取らねばならないことが規定されている。児童虐待防止のため，どのようなサービス機関，または支援者が必要かについて取りまとめられる。地域の複数の専門職からなるワーキンググループで支援計画案が策定される。また，活動の支援と連携における責任者 1 人を，ワーキンググループ内で取り決められる。

文献

1) Powers LE, Oschwald M：Violence and abuse against people with disabilities：Experiences, barriers and prevention strategies. Oregon Institute on Disability and Development, 2004.

2) Radford L, Hester M：Mothering through domestic violence. Jessica Kingsley Publishers, 2006.

3) 横山美江，Hakulinen Tuovi：フィンランドのネウボラに学ぶ　母子保健のメソッド. 医歯薬出版，2018.

4) Brownridge D, Taillieu T, et al：Pregnancy and Intimate Partner Violence：Risk Factors, Severity, and Health Effects. Violence Against Women, 17（7）：858-881, 2011.

5) Perttu S, Kaselitz V：Addressing Intimate Partner Violence：Guideline for Health Professionals in Maternity and Child Health Care, 2006.

6) Rumm PD, Cummings P, et al：Identified spouse abuse as a risk factor for child abuse. Child Abuse Negl, 24：1375-1381, 2000.

7) Rousson AN, Tajima EA, et al：Patterns of Intimate Partner Violence and the Harsh Parenting of Children. J Interpers Violence, doi：10.1177/08862605221087242, 2022.

8) Paavilainen E, Finck A：Clinical guideline：Efficient methods for identifying child maltreatment in social and health care, 2015.

Column　暴力にさらされた子どもへの支援　　　　　　　　　　　　　　　藪長千乃，横山美江

家庭内暴力が発生している家庭の子どもへの支援

　暴力を振るう家族のいる家庭の子どもは，暴力的な雰囲気によって恐怖や不安を感じている。暴力が長く続くと，疾病に罹患しやすくなり，かつ暴力で問題を解決することを学んでしまうなどの弊害が生じる。また，子どもにとって家庭内での暴力は他人には話しづらく，どのように話せばよいかわからないことが多い。そのため，家庭内暴力に子どもがさらされている場合の初期段階での支援者の役割は，子どもと一対一になる機会を確保し，暴力について支援者側から話し，トラウマになるような経験を子どもが話し出すことができるようにすることである。

　家庭内暴力への対応の際は，子どもが興味を示した遊びを一緒に行うなどして関わりながら子どもの経験を理解することを通じて，自分が信頼できる大人であることを伝える。

　子どもが家庭内暴力について話したり，助けを求めてきたときは，常に子どもを信じて受け入れる姿勢が求められる。家庭内暴力を報告することが勇気ある行動であること，家庭内暴力は恥ずかしいことではないこと，悪い家族ではなく助けを必要としている家族であることを伝えなければならない。また，家庭内で行われていることは「暴力」であることを明確に示し，わかりやすい言葉や写真を使って確認し，喧嘩と暴力は異なり，暴力につながる喧嘩をする家庭は一部であることを伝える必要がある。また，他人に暴力を振るってはいけないことを強調しなければならない。家庭内暴力が決して子どものせいではないことを説明し，子どもがおとなしくしたり，従順になることで家庭内暴力は収まらないことを説明し，たとえ子どもの問題がきっかけだったとしても，大人同士の争いであることを伝える必要がある。

　今後の見通しを正直に伝えることも大切であり，発達段階を考慮して子どもが理解できる言葉を使うことは必要であるが，事実と異なることを伝えてはならない。加害者の居場所や動向も伝え，子どもが休み，回復するための場所と時間を確保しなければならない。起こったことを受け止めるまでの間，安心して遊んだり日常生活を過ごせるような安全な環境を，確保する必要もある。

児童虐待が発生している家庭の子どもへの支援

　家庭内暴力に子どもがさらされている場合の支援の方法として，自分が体験したことを話す機会を子どもに提供することが非常に重要である。このとき，「誰にも言わない」と約束しないようにすべきである。支援者が他の専門職などと情報共有する可能性は高く，子どもの信頼を損なう恐れのある発言はしてはならない。外部の支援者に相談することがなぜ重要なのかを，子どもに説明する。その際には，子どもを助けることを約束する。勇気を出して助けを求めたことを褒めることも大切である。家庭内暴力のことを支援者に話したことは正しいことだったと子どもに伝える。家族を批判したり，加害者の悪口を言わないようにする。子どもは親を愛し，親に自分を投影するため，親を傷つけることは，子どもの自尊心を傷つけることになる。

　「次に何が起こったの？」など，子どもが複数の言葉を使って自分で語ることを促すようなオープンエンドの質問をする。子どもの話を遮ったり，誘導したりしない。また，子どもの話と自分の質問を，できるだけ正確に記録する必要がある。

　この他の支援として，フィンランドでは子どもが利用できるスマートフォン用のアプリ「トゥルバカム turvakamu」（図 3-2）[2] がある。これは，「助産・保護施設協会が提供するウェブサイト」からダウンロードできる。アプリは日記機能を主体として，その日の気分や画像を使って記録することにより安全を確認できるようになっている。また，チャット機能も備えており，利用時間内であれば担当職員と連絡を取ることができる。さらに，自身の過去の経験から注意しておくことや，危険時に自身がどう対処するかの計画を保存しておくことができる。

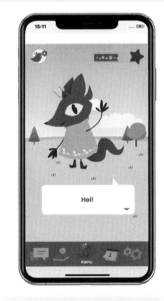

図 3-2　子どもの安全のためのアプリ
「トゥルバカム」の画面例

文献

1）国立健康福祉研究所：暴力を経験した子どもへの初期段階における支援.
　https://thl.fi/fi/web/lapset-nuoret-ja-perheet/hyvinvointi-ja-terveys/vakivallan-ehkaisy/lapsiin-kohdistuva-vakivalta/vakivaltaa-kokeneen-lapsen-kohtaaminen-ja-ensivaiheen-tukeminen/

2）Ensi-ja turvakotien liitto：Turvakamu-sovellus lasten turvaksi.
　https://nettiturvakoti.fi/turvakamu/

Column 専門職として支援を続けるために　　　　　　　　　　　　　　　　横山美江

チームとしての対応とストレスへの対処

　家庭内暴力，あるいは児童虐待が特定された際の支援は，チームとして行うべきである。単独で暴力被害者の相談にのることは安全上リスクが生じる可能性もある。また，さまざまな機関と協力することで，情報を共有するとともに，多分野の専門職から知識やノウハウを得ることができる[1]。

　保健医療従事者は，法的問題のような特定の領域の問題について，より経験豊富な専門職に問い合わせることが推奨されている。また，暴力に関わる業務を行う場合には，自身の精神的健康を保つためのスーパーヴィジョンを受けることが特に重要となる。暴力という醜悪な出来事と関わっていると，トラウマを感じ消耗することがある。スーパーヴィジョンの際，自身の考え，感情，経験について話すことができると，自分自身を守り，難しい状況に対処できるようになる。

　暴力に関する業務を休む必要があると感じたら，いつでも回復のための時間を十分取る必要がある。そうでなければ業務の負荷に耐えられなくなる。業務とのバランスを取るため，趣味，有意義な経験，そして良好な人間関係が必要である。

　保健医療従事者として，利用者の暴力に関する問題に直面した場合，ときに自身のプロ意識が試されることもある。支援者はストレスに対処するための忍耐力や技量が必要であり，精神的な困難を伴う場合も少なからずある。

　一方，専門職でも，暴力が被害者に与えるトラウマに十分気付かない場合もある。例えば支援者が助言をしても，被害者が自身の生活を変えたり，パートナーと離れたり，子どもを守ったり，または警察に通報したりしない場合，支援者は被害者の対応に不満を感じることもある。このような場合，暴力の被害者に対して，受け身で依存的であり，暴力を振るうパートナーの元へすぐ戻ってしまう「支援が難しい人物」とみなしてしまうことがある。

　このため，専門職として，自分自身の業務に影響を及ぼす複数の要因を頭に入れておく必要がある。すなわち，家族，女性，子ども，暴力について社会に浸透している固定概念，価値観，あるいは支援者の信念や思考様式が，時として自分が携わる業務に影響することがあるという事実である。被害者に対する偏見も専門職としての業務に影響を与えうる。例えば，専門職として支援する中で，被害者が暴力について話そうとしない，または決断ができないと感じたり，そのような経験をしたりすることがあるかもしれない。知識や経験が不十分であると，被害者が本当に望むなら暴力を振るうパートナーから自ら離れればよい，それができないなら被害者自身に問題がある，と考えるようになる[1]。だからこそ，女性と子どもに対する暴力のリスク要因と影響を知ることが重要となる。どの程度の知識を持っているかによって，暴力の被害者に接することで生じる状況に対処できる能力が変わってくる。

　スクリーニングを始める前に，地域で利用可能な支援体制を知っておき，暴力の被害者に紹介したり，別の分野の専門職または機関（女性専門カウンセラー，ソーシャルワーカー，警察，裁判所など）と協議したりできるようにすることも重要である。

管理者の責務

　ネウボラの管理者の責務は，職員が相談，助言，専門的指導，その他必要な支援を適切に受けられるような体制を整備することである[1,2]。

　特に，暴力に関する問題は，関係機関の間で協働モデルを合意のうえで取り組む必要があり，各自治体がこれを準備しておかなければならない。ネウボラの管理者は，子どもへの暴力，性的虐待などさまざまな状況を想定し，その状況に応じた支援方法と対応に当たる機関と協議する機会をもうけて，協働モデルを構築する必要がある。

　また，利用者の暴力の特定や対応が行えるよう職員に対して現任教育することも管理者の責務とされている。

文献

1）Perttu S, Kaselitz V：Addressing Intimate Partner Violence：Guideline for Health Professionals in Maternity and Child Health Care, 2006.

2）Paavilainen E, Finck A：Clinical guideline：Efficient methods for identifying child maltreatment in social and health care, 2015.

フィンランドにおける家庭内暴力とその防止

ヘリ・シルタラ，アーノ・ライティラ，ユハ・ホルマ

フィンランドにおける子どもへの暴力とその防止策

　フィンランドでは，全国の生徒を対象に 1988 年，2008 年，2013 年の 3 回にわたって「子どもの暴力の被害に関する調査」を実施した（図 3-3）[1-3]。1988 年の調査では，基礎教育学校 9 年生（15 歳）の生徒，その後 2 回の調査では 6 年生（12 歳）と 9 年生（15 歳）の生徒を対象とした。

　3 回の調査によると，両親から暴力を受けている子どもは未だかなりの割合に上るものの，着実に減少していることが示されている。1988 年には 15 歳の子どもの約70％が軽度の身体的暴力を少なくとも 1 度は経験したと回答していたが，2013 年には約 20％にまで減少し，その他の形態でも著しく減少した。なお，軽度の身体的暴力のうち，2013 年の調査で最も頻繁に行われた体罰は「髪を引っ張る」だった。深刻な身体的暴力は 1980 年代以降にそれほど減少していないが，3 回の調査を通じて最も発生頻度が少ない形態である。

　暴力の発生年齢に関しては，子どもの年齢が低い方が発生率は低く，多くの場合，ティーンエイジャーになってから始まっていると言える。

　フィンランドでは，1984 年に親の体罰に対する罰則が設けられており，1988 年から 2013 年にかけての暴力の減少は，この罰則化が影響したことを示している。罰則化前の 1981 年には，体罰を育児の方法として容認できると回答した人が 47％であっ

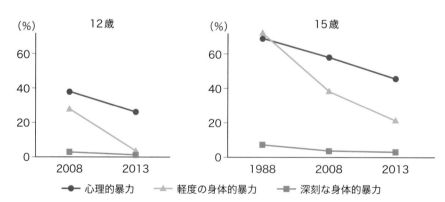

軽度の身体的暴力：押す，小突く，揺らす，叩く，髪の毛を引っ張る，尻を叩く
深刻な身体的暴力：拳・物で殴る，蹴る，銃やナイフで脅す

図 3-3　基礎教育学校 6 年生（12 歳）と 9 年生（15 歳）の生徒における親からの暴力の経験

た[1]。罰則化後の 1987 年には 43％であったが，2004 年には 34％と減少，2014 年にはさらに急速に減少し 15％となった[4]。

2013 年の調査では，家庭内における暴力で最も多く発生しているのは，きょうだい間の暴力，続いて，親から子どもへの暴力であった。親から子どもへの暴力は配偶者（パートナー）間の暴力より依然として多いことが示されている。

フィンランドの父親と父親業

フィンランドを含む北欧諸国では，細やかで思いやりがあり，かつ暴力的でない子育てが政策担当者によって積極的に推進されてきた。体罰の罰則化はその 1 つであるが，父親の育児休暇取得の奨励もこれに位置付けられる。フィンランドでは，子育てに参加し暴力を行使しない父親像が一般的に規範として受け入れられており，父親が子どもの世話などに費やす時間は増加してきている[5]。

平等主義的な考え方が一般に受け入れられている一方で，男性の姿勢は実態として十分なものとは言えない。北欧諸国では，2003 年から父親の育児休暇取得を奨励する「パパクォータ」と呼ばれる政策が取り組まれており，この政策では両親それぞれに育児休暇期間が与えられ，取得しなければ権利が消滅することが特徴であり，これにより男性の育児休暇取得促進を図っている。フィンランドでは，両親それぞれに 6.6 か月の育児休暇が認められ，また，この期間のうち最大 69 日は両親間で譲り合うことが可能とされている。これにより，フィンランドの父親の育児休暇取得率は 2000 年には 5％程度であったものが 2020 年には 18％程度にまで上昇している。しかしながら，両親間で融通可能な育児休暇の大半を消化しているのは女性である。また，前述のように，父親の子どものために費やす時間は増加しているものの，母親は毎日平均 6 時間であるのに対し，父親は 4 時間程度にとどまる。また，仕事に従事する時間についても，母親が週平均 35 時間であるのに対し，父親は 39 時間と長い。

育児を行う父親業を優先しない「受け身の父親」と，育児の義務を全く果たさない「不在の父親」が存在し続けていることを示す報告[5]や，親権が暴力的な親に与えられることも少なからずあることも指摘されている[6]。また，2014 年に EU 基本権利機関（EU Agency for Fundamental Rights）が加盟 28 か国を対象に実施した調査では，配偶者（パートナー）による女性への身体的・性的暴力の生涯発生率について，フィンランドは 30％であり，EU の平均を上回っていた[7]。さらに，精神的暴力については 50％であった。近親者間暴力は持続的な問題であることが多く，フィンランドの被害者の 20％は人生で 10 回以上暴行されたと報告している[8]。こうした実態からも，家庭内暴力を防止するためのさらなる取り組みが必要である。

配偶者（パートナー）による暴力を特定・防止するための モデルと質問票の開発

　1998〜2002 年に，配偶者（パートナー）による暴力に関する研究プロジェクトが国立健康福祉研究開発センター（National Research and Development Centre for Welfare and Health：STAKES）によって実施された[9]。プロジェクトの期間中，担当保健師が妊婦と幼児の母親に対して対面による構造化インタビューを実施した。

　その結果，2000 年にはネウボラ利用者の 18％がパートナーによる暴力を経験したことが示された。18〜24 歳の女性，および 7 歳未満の子どもと同居している女性は，近親者間暴力のリスクが特に高かった。2002 年には，女性の 11％が妊娠中に少なくとも 1 回は暴力を受け，11％が出産から 1 年以内に暴力を経験していた。パートナーによる支配行動があった女性は，パートナーが支配行動を示さなかった女性と比較して，身体的または性的な暴力または脅威を経験するリスクが 2.6〜10.7 倍高かった。このインタビューでは，インタビューされた利用者も，インタビューした保健師も，暴力の可能性について話題とすることは大切なよい経験であったと感じていた。

　この報告の結論として，ネウボラではすべての女性に対して，パートナーによる暴力について尋ねるべきとした。妊娠 6 か月以内（遅くとも産後 6 か月まで）に少なくとも 1 回，その後は毎年の健診で尋ねるべきとした。本プロジェクトの研究者は，ネウボラで使用するための一連の配偶者（パートナー）間暴力スクリーニング用の質問票を作成した（p.80 の資料 2-8 参照）。

家庭内暴力の被害者の状況と政策的取り組み

　フィンランドにおける家庭内暴力の被害者は，妊産婦ネウボラと出産医療機関の利用に加えて，救急医療や精神科医療を含む他の医療サービスも頻繁に利用している[10]。救急医療の患者の 7％が最近配偶者（パートナー）からの暴力を経験したと報告したのに対し[10]，救急医療で特定され適切に記録されたのは患者の 0.5％にすぎず[11]，大多数が暴力を特定されていない。さらに，家庭内暴力の被害者はさまざまな健康問題に苦しんでいるが[11]，大多数は身体的に傷を負っても医療サービスなどに助けを求めない[8]。

　フィンランドでは，家庭内暴力を減らすために，いくつかの立法的・政策的取り組みが実施されてきた。その一つとして，2015 年に家庭内暴力の被害者のためのシェルターの運営資金を政府が負担することを盛り込む法律が施行された。しかし，この措置にもかかわらずシェルターの数が不十分であることや，家庭内暴力の被害者や加害者に提供されるサービスへのアクセスにいまだ不平等があることなどの課題があ

る。国際連合人権理事会（United Nations Human Rights Council）は，女性に対する暴力の状況はフィンランドにおける主要な人権侵害であると述べ，暴力を減らすことを目的としたいくつかの政策提言を行っている[12]。

家庭内暴力を防ぐためのユヴァスキュラモデル

暴力の形態を認識するコミュニティ対応システムの構築

　フィンランドでは，1997 年に「買春と女性に対する暴力防止のためのプログラム」を発表して以降，現在ではシェルターを国の出資により運営し，被害者が 24 時間無料で利用できる「ノラリンジャ Nollalinja」という電話相談サービスを設置するなど，暴力防止に向けた取り組みを進めてきた。「買春と女性に対する暴力防止のためのプログラム」が発表された当時は，暴力防止のための国レベルでの調整または資金提供がなされておらず，特に加害者に対するプログラムの多くは NGO が担っている状況で，アプローチもさまざまであった[13]。また，加害者の自主参加を基本としていた。

　そのような状況を改善すべく，フィンランドのユヴァスキュラ市では自治体として家庭内暴力に対する家族への支援を提供することを目指し，1995 年から「ユヴァスキュラモデル」に取り組んだ。暴力の問題を抱える家族が利用できるサービスの構築と周知，専門職が暴力を認知するための指導を行うものであり，保健・社会福祉サービスの専門職，警察，その他の社会福祉・法的機関の協働によって取り組まれている。中でもユヴァスキュラ市危機管理情報センターとユヴァスキュラ大学心理療法研修・研究センターが中心的な役割を担っている。

加害者プログラム

　ユヴァスキュラモデルでは家庭内暴力（過去のパートナーを含む）の加害者に対するプログラムを提供している。加害者プログラムは，個人セッションとグループセッションの 2 段階に分かれている。

個人セッション

　ユヴァスキュラ市危機管理情報センターは，暴力に関する危機において 24 時間年中無休・無料で支援を提供する機関であるが，ここで個人セッションも行われる。介入は加害者が危機管理情報センターに訪れた時点からが始まる。加害者が自主的に訪れる場合もあるが，ソーシャルワーカー，警察，医療機関などによりプログラム参加を促されて訪れる場合もある。個人セッションでは，自身の暴力行動を自己観察できるよう支援することに重点をおいており，動機付けのための手法や暴力の形態とその結果についての教育，基本的な行動制御の方法について指導する。個人セッションを

終えた後はグループセッションに進むことができる。しかし，グループミーティング
に進むのは個人セッション参加者のわずか 15% 程度となっている。

グループセッション

　グループセッションはユヴァスキュラ大学心理療法研修・研究センターで行われ
る。グループセッションでは，参加者の都合を勘案して適当な人数をグループに振り
分け，週 1 回（または隔週），90 分のミーティングを行う。最低 15 回の参加を求めて
おり，希望すればこれより多く参加することもできる。ミーティングは，加害者が暴
力とその結果を理解し，暴力的でない行動様式を身に付け，家庭内の安全性を高める
ことなどを目的としている。参加規則として，暴力行為や脅迫行為を行わないように
自分を抑えること，秘密を守ること，誠実であること，自分が行った暴力を開示する
ことなどが含まれる。グループごとに 2 名の熟練した心理療法士または臨床心理学者
がファシリテーターとしておかれ，記録のためにミーティングの様子は録画される。
マニュアルは設定されておらず，参加者が提起したテーマについてオープンで自由に
議論することに重点がおかれている。ただし，ファシリテーターが会話を誘導し，説
明責任，安全性，性差に基づく視点，行動の選択，これらに影響を与える認知や感情
などの要因に焦点が当たるよう配慮している。また，父親と子どもに関する問題も
ファシリテーターと参加者の両方から積極的に提起される[16, 17]。ファシリテーター
は，暴力の重大なリスクが存在すると感じた場合には，警察や児童保護サービス，暴
力の標的となる可能性のある対象に連絡をする。

　グループのメンバーは固定しておらず，年に数回ほどのペースで個人セッションを
終えた人が新たにグループに加わっていくため，メンバーの治療段階はさまざまとな
る。参加者の大半は結婚しているか同棲しており，ほとんどに子どもがいる。参加者
の 80% 近くが暴力を子どもに目撃されており，半数が子どもに身体的暴力を振るっ
ていた[14, 15]。参加者のほとんどが軽度から中等度の身体的および精神的暴力を行って
いた。また，当初，参加者は男性のみであったが，2017 年から性別不問とし，これ
までに 3 名の女性が参加している。

　なお，グループセッションに加わる際に最低 15 回の参加について同意を求めてい
るが，参加者の 45% が 15 回到達以前にドロップアウトしている（2010～2019 年）。

　被害者の安全を確保する上では，参加者への連絡が極めて重要となる。参加者は同
意の下，グループセッションの開始時，終了時，終了から 2 年後に対面で面接を受け
る。このうち開始時と終了から 2 年後の時点では，身体的・心理的・性的暴力の経験
と影響・頻度について測定するための 56 項目からなる質問票（ACBI 質問票）[18] への
回答を求めている。また，グループセッション参加中は，年に 2 回，電話で追加面談
が行われる。また，各回の最後にグループセッション評価尺度（Group Session

Rating Scale)[19] への回答を求めており，これにより参加者の治癒段階，治療目標，各回のテーマ，ファシリテーターのアプローチ・方法，セッション全体の質について視覚的に評価している。

　グループセッションの効果について，Lampi ら[20] の報告によると，参加者の 70％に介入によるポジティブな効果が見られ，うち 75％は終了後から 2 年後も効果が持続していた。ただし，前述の通り，大部分が個人セッションからグループセッションに進まないことや，グループセッション途中の脱落者が多いことから，対象集団はモチベーションの観点で厳選された集団であることを踏まえて評価する必要がある。また，このプログラムの当初の目的は女性に対する暴力への対処であり，そのために母親による子どもへの暴力の問題を部分的に隠してしまったことについても留意が必要である。父親よりも母親のほうが子どもを虐待する傾向にあることが分かっており[21]，このことは，自分の子どもに暴力を振るう男性と女性の両方への介入が必要であることを示している。

結論

　父性の育成と対等なパートナーシップは北欧諸国の規範的な理想であり，フィンランドの子どもが経験した家庭内暴力は，1984 年に家庭内暴力が罰則化されて以来減少している。しかしながら，フィンランドでは大人に対する暴力に比べ子どもに対する暴力は未だに認められ，フィンランドの 15 歳の子どもの 45％が精神的な暴力を，21％が軽度な身体的暴力を，3％が深刻な身体的暴力を両親から受けている。したがって，フィンランドにおいても家庭内暴力を防止するためのさらなる取り組みが必要である。

　家庭内暴力を認識し減少させるためのいくつかのプログラムがフィンランドで開発されてきたが，これらのプログラムは国レベルでの調整または資金提供がなされておらず，また，加害者の自主的な参加を基本としている。子どもネウボラが子ども虐待を発見するうえで重要な位置付けにあるが，すべての専門職が，暴力について質問し，介入する勇気を持つべきである。性別を問わず，子どもを虐待するすべての親に対して特別なサービスを整備し，提供しなければならない。

文献

1) Sariola H：Lasten väkivalta- ja seksuaalikokemukset〔Violence and sexual experiences of children〕. Lastensuojelun Keskusliiton julkaisuja 85. Helsinki：Central Union for Child Welfare in Finland, 1990.

2) Ellonen N, Kääriäinen J, et al：Lasten ja nuorten väkivaltakokemukset：tutkimus peruskoulun 6. ja 9. luokan oppilaiden kokemasta väkivallasta.〔Experiences of violence against children and young people：a study of violence experienced by 6th and 9th grade primary school pupils〕. Poliisiammattikorkeakoulun raportteja, Poliisiammattikorkeakoulu, 2008.

3) Fagerlund M, Peltola M, et al：Lasten ja nuorten väkivaltakokemukset 2013：lapsiuhritutkimuksen tuloksia, [Experiences of violence against children and young people 2013：results of a study of child victims]. Poliisiammattikorkeakoulun raportteja, Poliisiammattikorkeakoulu, 2014.

4) Sariola H：Herra Koivuniemi pantu viralta-30 vuotta ruumiillisen kurittamisen kieltämisestä [30 years since the criminalization of corporal punishment in Finland]. Lastensuojelun Keskusliitto, 2014.

5) Huttunen J, Eerola P：Father involvement in the early years. In Adler M, Lenz K (eds.)：An international comparison of policy and practice .pp. 29-60. Policy Press, 2016.

6) Hautanen T：Väkivalta ja huoltoriidat [Domestic Violence and Child Custody Disputes] (Doctoral dissertation). Retrieved from Acta Electronica Universitatis Tamperensis, 2010.

7) FRA：Violence against women：An EU - wide survey. Luxembourg：European Union Agency for Fundamental Rights.2014. Retrieved from
https://fra.europa.eu/sites/default/files/fra-2014-vaw-survey-at-a-glance-oct14_en.pdf

8) Heiskanen M, Ruuskanen E：Tuhansien iskujen maa - Miesten kokema väkivalta Suomessa. [Violence committed against men in Finland]. The European Institute for Crime Prevention and Control affiliated with the United Nations (HEUNI). Report series 66. English summary included, 2010.
https://www.heuni.fi/material/attachments/heuni/reports/6KHnLcUwR/Full_report_66.pdf

9) Perttu S：Intimate partner violence against women and its screening at the maternity and child health clinic. Helsinki 2004. Reports of the Ministry of Social Affairs and Health, 2004.

10) Siltala HP, Kuusinen-Laukkala A, et al：Victims of family violence identified in emergency care：Comparisons of mental health and somatic diagnoses with other victims of interpersonal violence by a retrospective chart review. Preventive Medicine Reports, 19：101136, 2020.

11) Notko M, Holma J, et al：Lähisuhdeväkivallan tunnistaminen erikoissairaanhoidossa. [Encountering domestic violence in specialist health care]. Lääketieteellinen Aikakauskirja Duodecim, 127 (15)：1599-1606, 2011.

12) Ruuskanen E：Action Plan for Combating Violence against Women for 2020-2023 (English summary). Ministry of Justice, 2020.
https://api.hankeikkuna.fi/asiakirjat/fff73f24-a7ae-4e9b-ad2f-ba0d619ff124/43cca6e7-a895-41f3-b79d-fc3e3f6117a5/JULKAISU_20201026124404.pdf

13) Holma J, Nyqvist L：Väkivaltatyö miesten kanssa. In Niemi J, Kainulainen H, et al：Sukupuolistunut väkivalta：oikeudellinen ja sosiaalinen ongelma. pp104-120, 2017.

14) United Nations General Assembly：National report submitted in accordance with paragraph 5 of the annex to Human Rights Council resolution 16/21：Finland. United Nations, 2017.

15) Aarnio P：Parisuhdeväkivaltaan syyllistyneiden miesten alkuhaastattelu vaihtoehto väkivallalle-ryhmissä. [Participant interviews at the beginning of the Jyväskylä model perpetrator program]. Bachelor's thesis. Department of Psychology, University of Jyväskylä, 2008.

16) Päivinen H, Siltala H, et al：Positioning as a Tool in Work with Fathers Who Have Been Violent in the Family. In Lucas G, Margunn B, et al (eds.)：Men, Masculinities and Intimate Partner Violence. pp170-183, Routledge, 2021.

17) Nevala-Jaakonmaa S, Holma J：Isyydestä puhumisen tavat lähisuhdeväkivaltaan syyllistyneiden miesten ryhmämuotoisessa hoidossa. [Ways of talking about parenthood in group treatment for men who have committed intimate partner violence]. Perheterapia, 26 (3)：22-39, 2010.

18) Veteläinen A, Grönholm H, et al：Discussions of Fatherhood in a Male Batterer Treatment Group. SAGE Open, 3 (1-10), 2013.

19) Miller SD, Duncan BL, et al：The session rating scale 3.0.：Authors, 2000.

20) Lampi V, Wargh J：Batterer related factors in predicting the positive outcome of "Vaihtoehto väkivallalle" group treatment：Change in intimate partner violence and in the quality of relationship. [Master's thesis.] University of Jyväskylä, 2020.

21) Fagerlund M, Peltola M, et al：Lasten ja nuorten väkivaltakokemukset 2013：lapsiuhritutkimuksen tuloksia. [Experiences of violence against children and young people 2013：results of a study of child victims]. Poliisiammattikorkeakoulun raportteja, Poliisiammattikorkeakoulu, 2014.

III　フィンランドにおける児童保護

藪長千乃

児童保護の基本的考え方

　フィンランドでは，児童保護を子どもと家族のウェルビーイングの増進に結び付く広範な普遍的サービスを通じて子どもの安全な成長を保障するものとして捉えている。児童保護法[*]第1条でも，児童保護の目的を「子どもの安全な成長環境，バランスが取れた多様な成長，一人ひとりを対象とした個別の保護を保障すること」としている。この意味する範囲は広く，子どもや青少年のウェルビーイングの向上に関連する活動を通じて保護が必要な状態にならないように予防すること，そのための支援やサポートを早い段階から提供すること，これらを通じて問題の発生を未然に防ぎ，悪化を食い止めることを含んでいる[1]。

　子どものウェルビーイングの責任は，第一義に親または養育者にある。憲法は，この責任を果たすために，必要な支援をする義務が社会にあるとうたっている。親には，子どもの福祉と成長について単独で決定する権利があり，やむを得ない場合を除いてこの権利は侵害できない。そこで，親ができるだけ自分たちで子育てができるように，あらゆる努力を払うことが社会の役割となる。

　つまり，フィンランドにおける子どもの保護は，社会で子どもを保護すること（社会的養育）だけではなく，できるだけ保護が必要な状態にならないようにする努力を通じて，子どものウェルビーイングの達成を目指している。そのために複数の「子どものセーフティネット」が張られている（図3-4）。

児童保護の現状

　2019年には15万6,200件の児童保護に関する通報などがあった（図3-5）。通報などの対象となった子どもは8万5,746人であった。自宅外で保護を受けた子どもは1万8,928人で，18歳未満人口の1.1%を占めた。うち，緊急保護が2,483人，監護権の制限による保護措置が1万800人，保護措置終了などの後にフォローアップ支援を行う事後支援（アフターケア）によるものが1,500人であった。自宅外保護の形態は，

---

[*]　この法律はフィンランド語ではラステンスオイェルラキ Lastensuojelulaki という名称で，直訳は児童保護法となるが，広く子どものウェルビーイングを支える社会の制度を規定している。そこで，例えば英語では Child Welfare Act（児童福祉法）と訳すのが適切であるという考え方がある。しかし，日本の児童福祉法に含まれている療育や保育などは含まれていないので，ここでは児童保護法と訳した[1]。

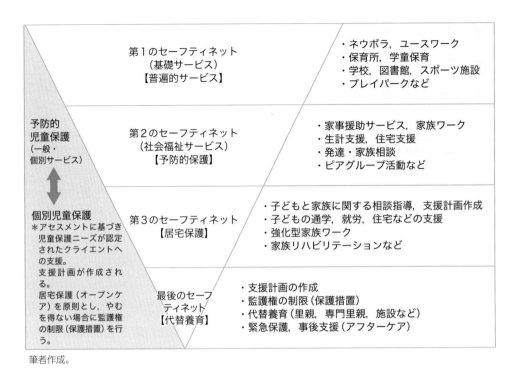

筆者作成。

図 3-4　フィンランドにおける子どものセーフティネット

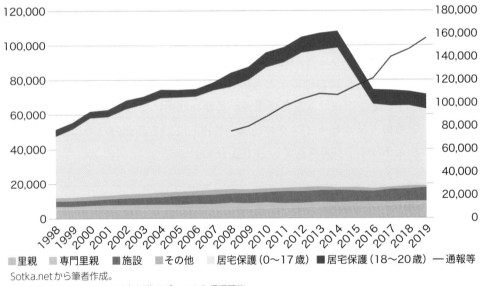

■里親　■専門里親　■施設　■その他　□居宅保護（0〜17歳）　■居宅保護（18〜20歳）　—通報等
Sotka.net から筆者作成。
★通報件数については 2008 年以降のデータのみ把握可能。

図 3-5　フィンランドにおける児童保護件数の推移（1998〜2019 年）

里親が 8,033 人，専門里親が 1,716 人，施設が 7,659 人であった。このうち，新しく保護を開始した子どもが 5,641 人（約 30%）で，そのうち初めて保護を受けた子どもが 4,093 人（22%），通年で保護下にあった子どもは 1 万 1,178 人（59%）であった[2]。

　自宅外保護の期間は長くなる傾向が高く，2年以上保護されている子どもが93％を占めている（0〜15歳）。保護を受ける子どもの割合は年齢が上がるほど高く，16〜17歳の子どもでは該当年齢人口の2.3％を占めている。件数も年々増えており，1991年以降の約30年間で倍増した。特に2000年代後半から緊急保護の件数が増えている。

　自宅外での保護を防ぐために積極的に行われているのが居宅保護（オープンケア）である。家族ワークや家事援助サービスが社会福祉法と児童保護法に基づいて提供され，2019年度は事後支援を含め5万2,858人が利用した。これは0〜20歳人口の4.3％に当たる。事後支援による利用は7,646人で，居宅保護利用者の14.5％を占めている。制度改正で一部が社会福祉サービスに分類されるようになったため，2015年以降の件数が大きく減少している[*]が，通報件数は増加している[2]。

児童保護を取り巻くサービス

　フィンランドにおける児童保護への取り組みは，1980年代にすでに予防の重視と家族維持志向，そして，子どもの最善の利益の尊重という特徴を見せていたが，2000年代にその傾向を一層明確にした。2007年の児童保護法の全面改正では，早期支援が強化され，予防が公的責務として明確に位置付けられるとともに，監護権の制限（保護措置）は最後の手段であることも強調された。さらに，2014年の社会福祉法の全面改正で，福祉全般のニーズへの対応方針は普遍的な予防サービスを中心とする方向へ転換が図られた[1]。誰もが気軽にアクセスできる「敷居の低い」サービスが拡充され，さらに子育て家庭は児童保護のニーズにかかわらず日常生活への支援を受けられるようになった。以下，図3-4に沿って，児童保護を取り巻く制度やサービスを見ていこう。

　児童保護制度では，保護措置へ至る前に，普遍的な基礎サービス（第1のセーフティネット），普遍的および個別的な社会福祉サービス（第2のセーフティネット）などの利用を経て，児童保護のニーズが認められた場合に，居宅（在宅）での児童家庭支援が始まる（第3のセーフティネット）。そして，これらの支援では解決できずやむを得ない場合に，自宅外での保護措置を受けることになる（最後のセーフティネット）。

第1のセーフティネット（基礎サービス）

　第1のセーフティネットである基礎サービスは，すべての市民を対象とする公共サービスなどで，学校，公園，図書館などがその代表である。また，学童クラブ活動

---

[*]　2014年の社会福祉法の改正により，家族ワークや家事援助サービスが社会福祉サービスと位置付けられたことから，居宅保護件数のカウント基準が変わった。変更前は児童保護通報や申請に基づき開始した支援を児童保護案件として数えていたが，変更後はさらに児童保護アセスメントの結果により児童保護判定されたもののみを数えるようになった。

表 3-4　社会福祉法に基づき提供される支援とサービス

社会福祉法で満たされるニーズ	サービスの種類
・日常生活の対処への支援 ・住宅と関連する支援 ・経済的支援 ・社会的排除と参加の促進 ・近親者による家庭内暴力その他の暴力や虐待撲滅のための支援 ・緊急の危機的状況に対する支援 ・子どものバランスの取れた成長とウェルビーイング ・薬物使用・精神的健康・その他の疾患，障がい，加齢により必要になった支援 ・その他の身体的，精神的，社会的，認知的機能に関する支援 ・家族や近親者が必要としている支援	・ソーシャルワーク（相談援助） ・福祉指導 ・福祉リハビリテーション ・家族ワーク ・家事援助サービス ・訪問介護 ・住宅サービス ・施設サービス ・移動・移送援助サービス ・依存症ワーク ・精神保健福祉（メンタルヘルスワーク） ・発達・家族相談（カウンセリング） ・面会交流の見守り ・近親者・介護者の休暇の保障 ・その他のクライエントのウェルビーイングのために必要なサービス（ピアグループ活動，余暇活動，サポートパーソン，サポート家族など） ・障がい者支援法などの各法が定めるケアやサービス ・各法が定める生計費補助，後見・保証，家族・離婚調停，養子縁組支援など ・福祉緊急サービス

社会福祉法 Sosiaalihuoltolaki (1341/2014)，文献 3) を基に筆者作成。

やプレイパーク活動，地域で企画される子ども向けの趣味やレジャー活動，市民の学習活動や警察による地域安全活動などが挙げられる。児童手当や医療保険なども，子どものいる家族の生活を支えている。ほぼすべての子どもと家庭がアクセスするネウボラ，保育所，学校は，子どもや家庭が初めに手助けを求めることができる場所として重要である。

▌第 2 のセーフティネット（社会福祉サービス）

　第 2 のセーフティネットである社会福祉サービスは，自治体が住民の社会福祉ニーズに対応して社会福祉法に基づくサービスを中心に提供する（表 3-4）。誰でも条件なく利用できるサービスもあるが，個別に利用するサービスはアセスメントを経て認定を受けることが必要である。サービスアセスメントでは，近親者のサポートの可能性を含めたネットワークマップが作成される＊。認定を受けると利用者には担当ワー

＊　ネットワークマップは，利用者の近親者などによるサポートニーズを整理したもので，原則として本人の同意を得て作成される。利用者が希望しない場合，マップに記載された人に情報を開示することはない[3]。

カーが付き，利用者が子育て中の場合は子どもへのサービスニーズも検討される[*1]。児童保護の予防となる支援（予防的児童保護）の多くは社会福祉サービスの提供を通じて行われている。生計費補助や住宅補助も生活基盤を維持するうえで重要である[3]。

　子育て家庭へ向けた主な社会福祉サービスには，家事援助サービス，家族ワーク，発達・家族相談（カウンセリング）などがある。

　家事援助サービスは，主に親の病気や出産時，離婚や死亡，禁固・拘留などの特別な状況下で日常生活を維持するために提供される。掃除や食事の準備，洗濯などの家事の手伝いや，余暇活動の支援などのサービスが提供される。

　これに対して，家族ワークは，本人や家族および支援するスタッフ[*2]が，自分が利用できる資源を強化し，互いの関係を向上させ，ポジティブに影響し合う相互作用を促進することを目的とした支援である。役割カードやネットワークマップなどのツールを使いながら利用者と話し合い，日常生活を維持するための助言を行い，また，家計の管理や各種の手続きなどの支援を行う。利用者の家で家事や育児を一緒にしながら行う場合もあるが，趣味の活動やレジャーなどの場を利用することもある[3]。

　発達・家族相談では，子どもの発達や行動・情動，社会的関係，親の子育てや夫婦（カップル）間不和，離婚などに関する相談をすることができる。臨床心理士，社会福祉士，医師，言語療法士，家族相談員，家族心理士などが対応する。専門性の高いサービスであるが，抵抗感なくできるだけ早い段階で対応できるよう，紹介状は不要で無料である。

　なお，家族ワークと発達・家族相談は無料であるが，家事援助サービスは収入などに応じた費用負担がある[*3]。

　社会福祉サービスを提供する自治体は，地域の事情に合わせた提供体制を組むことが可能であるが，社会保健省や国立健康福祉研究所（THL）の主導でさまざまなシステムが開発されている[4,5]。中でもファミリーセンターは，子どもと家族のウェルビーイングとニーズの充足，成長と発達を向上させ，早期支援とケアサービスを提供する場として全国各地に整備されている[*4]。ファミリーセンターでは，ネウボラの保健師・助産師・医師によるサービスや，家族ワークや居宅サービス，理学療法士・作業療法士・言語療法士・栄養士による指導，社会福祉士による相談援助，発達・家族相談，後見人サービス，その他の専門職による支援や児童保護業務，子育てひろば活動（ミーティングプレイス）などを利用することができる。自治体・自治体連合によ

＊1　子どものいる家庭の場合，子どものサービスニーズに関するアセスメントは7日以内に開始し，3か月以内に判定することとされている（社会福祉法第36条）。アセスメントには，本人の状況とサービスニーズ，本人・担当ワーカー・社会福祉の専門職による意見を含めなければならないとされている[3]。

＊2　家族ワークは社会指導員が担当することが多い。社会指導員（ソシオノミ Sosionomi）は，専門職大学を卒業した専門職であり，子どもや若者，家族などの社会心理的支援を行う。

＊3　自治体の提供する保健福祉サービスは，定めのないものは有料である。社会福祉保健医療利用料法で，自治体は，負担能力に応じた額を設定することが定められている[3]。

＊4　ファミリーセンターは地域の事情に応じて基礎自治体（市町村）や広域行政圏（県レベル）で整備されている。オーランド自治行政圏を除くすべての広域行政圏（18）に整備されている。

表 3-5　児童保護法に基づき提供される支援とサービス

居宅保護（オープンケア）における支援	監護権の制限（保護措置）に伴う代替養育
・社会福祉法やその他の法に定める個別サービス（家事援助サービス，家族ワーク，ピアグループ活動，サポートパーソン，サポート家族，余暇・レクリエーション活動など），教育・保育 ・子どもと家族の困難な状況の解決に向けた相談援助 ・子どもの経済的支援 ・通学・就職や住宅の手配，就労支援，余暇活動，近親者との人間関係の維持とその他の個別のニーズに対する支援 ・子どものリハビリテーションに付属するケアとセラピー ・強化型家族ワーク ・家族リハビリテーション ・その他の子どもと家族を支援するサービス（学童保育，危機支援・緊急危機対応クライシスワーク，レジャー活動や家族キャンプ，支援住宅，シェルター，アートセラピー，乳児ワーク，ユースワーク，カウンセリングなど） ・家族または子どもの臨時代替養育（支援の評価，子どものリハビリテーション，養育者の病気などの一時的な理由による）	・家庭的養育（里親） ・ファミリーホーム（専門里親） ・児童保護施設 ・緊急保護による代替養育（監護権の制限は伴わない） ・少年院 ＊祖父母や親戚などの家で暮らすことができる場合は，できるだけ監護権の制限を行わず，家族介護法に定める家族介護として養育契約を行う。

児童保護法 Lastensuojelulaki (417/2007)，文献 8，9）を基に筆者作成。

るサービスだけでなく，各種団体・教区による活動も提供される。ファミリーセンターの配置や内容は自治体によって多様である。ウェブ上でファミリーセンターを設定し，各機能は各地区のネウボラや地域の集会所などで実施する場合もある[6,7]。

第 3 のセーフティネット

第 3 のセーフティネットは，児童保護制度に基づく居宅保護である。子どもの健康や発達が脅かされている場合，社会福祉サービスではニーズを満たせない場合，または社会福祉サービスを拒否している場合などにおいて児童保護のニーズが認定され，子どもと家族は児童保護クライエントとなる。児童保護クライエントには，原則として居宅保護による支援が提供される。居宅保護では児童保護支援計画が作成され，基礎サービスや社会福祉法に定められたサービスに加えて，強化型の家族ワークや家族リハビリテーション（後述）などが，支援計画に基づいて提供される（表 3-5）[8,9]。

最後のセーフティネット

最後のセーフティネットとして，保護措置とこれに伴う代替養育がある。居宅保護では安全が確保できない場合などに，やむを得ず親や養育者の監護権を制限し代替養

育を行う。代替養育には，里親による家庭的養育や，専門里親によるファミリーホーム，施設などがある。里親や専門里親が優先され，やむを得ない場合に施設が代替養育の場所となる。代替養育の場所は，子どもの人間関係や養育の継続性と，可能な範囲で言語的，文化的，宗教的背景などが考慮される[8,9]。

児童保護のプロセス

　これまで述べてきたように，フィンランドにおける児童保護では，親による養育を尊重している。そのため，子どもに対する親の監護権を行政に留保する保護措置を最後の手段として，そこへ至るまでの重層的なセーフティネットを用意している。ここでは，児童保護法の枠組みに沿って，保護措置へ至るまでの展開と具体的内容について説明する（図 3-6）。

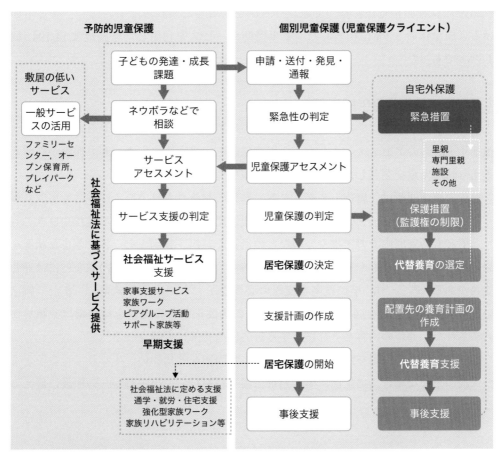

図 3-6　児童保護のプロセス
筆者作成。

予防的児童保護

　児童保護法では，児童保護を予防的児童保護と個別児童保護に分けて定義している。個別児童保護は児童保護アセスメントの結果，児童保護クライエントとなった子どもと家族への支援である。一方，予防的児童保護は，児童保護の対象であるかどうかにかかわらず，子どものいる家庭に対して社会福祉法等に基づくサービスや支援を提供し，問題を早期発見し，保護が必要となるような深刻な状態に至る前に解決しようとするものである[8]。

　家族は自己資源の利用や相互関係の向上のための支援や助言を受けることができるほか，日常生活の家事や子育てに関する支援を受けることができる。ネウボラや保育所，学校で提供される支援や，社会福祉法に基づく家族ワークや家事援助サービス，発達・家族相談などが代表的なもので，誰にでも一般的に提供されるものや，社会福祉サービスの支援計画を作成して個別に提供されるものも含まれる。第1，第2のセーフティネットとして提供される基礎サービスや社会福祉サービスで，子どもや家族を対象とするものといえる。

　2019年に社会福祉法に基づく家族ワークを利用した家族数は18,913で，子どものいる家族全体の3.4%に相当した。家事援助サービスを利用した家族数は14,194（同2.5%）であった[2]。

通報等―児童保護手続の開始

　児童保護の手続きは，本人または養育者の申請，社会福祉他部署からの送付，社会福祉サービスのアセスメントなどから児童保護を担当するワーカーが，保護が必要と考えられる児童を発見した場合，または通報を受けて開始する。

　児童保護の通報は，虐待やネグレクト，暴行のおそれだけでなく，子どもを取り巻くサポートネットワークの欠如・不足や，親子関係の深刻な不和，不登校やひきこもり，子どもの家庭内での家事や介護などの過重な負担，貧困など，さまざまな状況を想定している。子どもや家族への関わりがある公的機関の職員や専門職などには通報義務がある（表3-6）。早い段階で支援の必要な子どもや家族を発見し，また，幅広い分野の連携と協力を図るために，2010年の法改正でその義務を持つ組織や職員が列挙された。通報の内容とそれに対する対応は通報簿に登録される[8,9]。

　なお，親の薬物乱用や深刻な精神障がい，禁固刑などに伴い，生まれてくる子どもの保護が必要な場合，出生前に事前児童保護通報を行い，出生時からの保護に備えることができる[*8]。

＊　　妊娠中の親への支援は，児童保護ではなく，保健医療または成人を対象とした社会福祉サービスとして提供される。事前児童保護通報等があった場合，アセスメントを行ったうえで，出生前から子どもの支援を計画して備えることができる。

表 3-6　児童保護通報を行う義務のある組織・職員と通報事由の例

児童保護通報を行う義務のある組織・職員		通報の事由（例）
組織	保健・福祉・医療機関および保育所（幼稚園）／保健・福祉・医療サービス提供事業所／教育機関・事業所／ユースワーク関連機関・事業所／裁判所および司法機関／警察署・消防署／教区／その他の宗教団体／難民認定審査待機施設／緊急対応センター・施設／学童保育事業所／税関／国境管理施設／強制執行機関／社会保険機構	・子どものニーズの放置 ・ネグレクト ・身体的虐待や性的虐待とそのおそれ ・養育（世話や介護）の欠如・不足 ・養育者の薬物等乱用，精神の不安定，無気力，抑うつ状態 ・子どもを取り巻くサポートネットワークの欠如・不足 ・子ども自身の薬物乱用，犯罪や自傷行動 ・親子関係の深刻な不和
職員	上記機関・施設に勤務する職員／公職に従事する者／独立して児童保護に従事する専門職／すべての医療専門職	・不登校やひきこもり ・養育者の病気等による子どもの日常生活における過大な負担 ・子育てや子どもの発達に影響を及ぼす貧困状態など

児童保護法 Lastensuojelulaki (417/2007) 第 25 条，文献 8, 9) を基に筆者作成。

児童保護アセスメントと判定

　通報などを受けると，直ちに社会福祉士などが緊急保護の必要性を判断し，必要な場合は緊急措置を行う。さらにアセスメントが必要と判断された場合は，7 日以内に社会福祉士[*1] により児童保護アセスメントが開始される。アセスメントは，社会福祉サービスニーズについても行い，社会福祉サービスなどではニーズを満たせない場合に児童保護を実施する（補完性の原則）[8]。

　児童保護アセスメントでは，子どもと家族に必要なサービスやサポート，子どもの生育状態，養育者の養育能力を評価する。状況への対処よりも，広く長期的な視点からニーズを評価することが基本である。児童保護アセスメントを，子ども，養育者（親など），関係者との共同作業と捉えていることが特徴的である。特に子どもの自己決定権を尊重するために，参加のためのさまざまな方法や支援の選択肢を考え，子どもの声に耳を傾けること，子ども自身に権利と義務，他の選択肢の可能性やその影響などをわかりやすく伝えること，本人や家族との同意を得ながら進めることが重視されている[*2]。したがって，児童保護アセスメントには一定の時間が必要となる。そのため，開始後 3 か月まで時間をかけることができる[8,9]。

支援計画の作成

　アセスメントの結果，児童保護の必要性があり対象者（クライエント）となった場

[*1]　フィンランドでは，社会福祉士 Sosiaalityöntekija は，修士課程を修了した高度専門職として位置付けられている。社会福祉士は自治体等における公的サービス提供（ニーズ）の判定権を持ち，また他の福祉職の管理的ポジションにつくことが多い。
[*2]　児童保護アセスメントに伴う調査は本人が拒否する場合でも省略することはできず，必要に応じて裁判所の執行命令により子どもに対する調査を行うことができる。また，本人の同意がなくても公的機関や関係者，専門職からも情報を得ることができる[8]。

合，担当の社会福祉士が配置され，支援計画が作成される。ここでも，子どもや親，関係者と協力・合意しながら作成することが原則である。保護期間中の状態の改善に向けたさまざまな取り組みへの本人の主体的な参加は，支援のより早い終結や，保護措置の回避を可能にする。そこで，本人が支援を受け入れ，自分にとってプラスになると感じることができるように計画を作り上げていくことが重要になる。それには計画段階から本人が参加することが必要である[8]*。

　計画は，支援の必要性に加えて，子どもと家族へのサポートとして提供されるサービスやその他の支援措置などで構成される。担当ワーカーとの面会についても計画に記載する。ワーカーとの面会は月2時間以上確保しなければならないことが法で定められている。児童保護クライエントとなった場合，これまで予防的サービスとして提供されていた社会福祉法などに定めるサービスは個別児童保護の居宅保護の一部として提供される[8,9]。

▌居宅保護

　児童保護では，子どもが自宅で親や養育者と暮らし続けながら支援を受ける居宅保護を優先し，監護権の制限（保護措置）とこれに基づく代替養育をできるだけ回避することが原則である。居宅保護は，子どもの健やかな発達を促進・支援し，親や養育者の養育能力と機会を支援・強化することが目的である。したがって，親同士を含めた関係者の合意から出発し，子どもや家族と協力して実施する。居宅保護の支援メニューには，社会福祉法に定める家族ワークなどの個別サービスに加えて，ニーズに応じて焦点化した支援（通学支援，就労支援など）や，強化した支援（家族リハビリテーション，クライシスワークなど）などがある（表3-5）。また，これらにとどまらず，状況に合わせた効果的な支援策を開発することも奨励されている[1,8,9]。

　居宅保護で実施される支援には，子どもと家族を対象としたものだけでなく，依存症治療へのサポートなど親や養育者のみを対象としたものも含まれる。また，施設で実施されるものもある。家族リハビリテーションは，施設に家族で入所して24時間または日中の支援を提供するなどの方法で行われる。自宅外での保護へ移行するおそれのある場合や，代替養育の終了に向けた家族の再統合の準備として実施される。居宅保護中に，レスパイトとして一時的な代替養育を提供する場合もある。この場合，親（養育者）と子ども（12歳以上）の同意が必要である[8]。

　2019年に居宅保護として家事援助サービスや保育等を利用した家族数は2,234で，子どものいる家庭の0.4%を占めた。強化型家族ワークの利用は9,909家族（同1.8%）であった[2]。

＊　クライエントが支援計画作成に非協力的な場合や，合意を得られない場合は，支援計画にクライエントの主張も明記する[8]。

監護権の制限（保護措置）

　監護権の制限（保護措置）は子どもの成長と発達を確保するための最後の手段であり，その判定には，厳格な手続きと要件が定められている。この要件として，子ども自身の健康や発達に関する深刻な危機的状況が伴う必要があり，十分に検討することが求められる。ネットワークマップを作成し，保護措置を取る前に，別居している親や親戚で子どもを引き取って養育する[*1]可能性を検討することも法で定められている[8,9]。

　保護措置の判定に当たっては，各当事者の意見を聴いたうえで，子どもの利益，成長環境，子どもの生活状況における有害な行為等，居宅保護では満たせないニーズの4点を評価する。アセスメントや支援計画の作成は，担当社会福祉士が責任を持つが，判定は2人の担当者で実施する。保護措置が判定されると，代替養育が実施される。子ども（12歳以上）または親（養育者）の異議は，行政裁判所で裁定される[8,9]。

代替養育

　代替養育は，家庭的養育（里親），ファミリーホーム（専門里親），児童保護施設，少年院など[*2]で提供される。選定に当たっては，子どものニーズ，近親者との人間関係の維持，子育ての継続性，子どもの言語的文化的宗教的背景を考慮に入れる[8]。

　代替養育は，家庭的養育が優先される。家庭的養育は，施設に比べて子どものニーズと希望に対応し，理解され，守られ，愛情を注がれ，助言を受ける機会を確保できると位置付けられている。特に低年齢の子どもの場合，緊密な人間関係の機会を通して子どもの安全と社会的発達を促進するために，できるだけ家庭的環境を確保する。施設での養育は，子どもの最善の利益を確保できない場合に選択される。

　里親や専門里親は，2015年に導入された家族介護法に基づき，家庭的介護者として位置付けられるようになった[*3]。里親は家庭的介護契約に基づき介護費が支給されるほか，子どもの養育のために支出した日常生活や習い事や遊びのための費用，子どもへのお小遣いが償還される。また，家族介護法の枠組みとは別に，事前に里親向けの研修等を受け，自治体からのサポートを受ける。

　専門里親はファミリーホームを運営する。特別なケアが必要な子どもが配置される

＊1　親戚などの近親者が子どもを引き取り養育する場合，家族介護法に定める家庭的介護として位置付け，養育する家族は手当や自治体の支援を受けることができる。保護措置による代替養育として位置付けられることは多くない。
＊2　その他の代替養育として，乳児の場合などに依存症治療施設や家族更生センターなどへ家族全体が入所する場合がある[9]。
＊3　家族介護法は，私宅を提供して家庭的な環境で高齢者や障がい者の介護・養育を行うもので，家族介護者になるためには一定の研修などを修了している必要がある。介護受託費用は826.90ユーロ/月以上で専門性などに応じて加算される。家族介護者には休暇や休暇中の代理介護者の手配，研修を受ける権利等が保障されている。介護・養育をしている家族の人数を含めて4人まで（専門介護者の場合7人まで）受け入れることができる。また，個室を用意することが必要であり，受け入れのための自宅改修等のための費用も支給される。特にサービス付き住宅や支援住宅，訪問介護等が確保できない地域で介護ニーズを満たしている。介護費は社会保障拠出の対象となる（金額は2021年1月1日現在）。
　　　代替養育中の子どもは，重要で継続的かつ安全な人間関係を維持できるように，両親や身近な人と連絡を取り，会う権利がある。また，担当ワーカーに面会する権利，発達状況に応じて自分の保護措置に関する情報を得る権利，自分で使えるお金を受ける権利，サービス・教育を受ける権利が保障される[8,9]。

場合もあり，専門里親は，ケアまたは教育分野の教育を受けていること，この分野での実務経験を有することが必要である。ファミリーホームには児童保護分野で3年以上の経験を有する専門職を責任者としておく必要があるほか，同時に養育する子どもの数（7人まで），養育を担当する専門里親の配置基準，施設・設備の要件が設定されており，運営には民間社会福祉施設としての認可を得る必要がある。

▌事後支援（アフターケア）

　保護後の家族の再統合や子どもの自立支援のために，長期居宅保護（6年以上）や保護措置終了後の子ども・若年*に事後支援が用意されている。保護終了後5年間または25歳に達したときに終了する。事後支援計画に基づき，社会心理的相談，学校卒業までの通学支援や住宅・就職・インターンシップの支援，趣味や余暇活動の機会，ピアグループ活動，生計費補助・生活費管理指導などがある。引き続き代替養育を続ける場合もある[9]。

　子ども期に家族とともに過ごすことを通じて自立の準備をし，親の支援を受けることのできる若者に対して，保護を受けてきた子どもがハンディキャップを感じないよう，事後支援は重要な制度として位置付けられ，自治体の義務とされている。自治体は保護に当たってかかった費用を子どもまたは親から徴収した場合，徴収した費用の40%を事後支援の終了時などに独立資金として給付する。

▌中央フィンランド医療圏などの事例

　ここでは，2020年時点での中央フィンランド医療圏に属するユヴァスキュラ市とケウルー市における家族ワークと居宅保護の一部を取り上げて紹介する。ユヴァスキュラ市は人口14万人の中央フィンランド行政圏の中心都市である。大学町でもあり，若者が多く，行政サービスが比較的整備されている。ケウルー市は典型的な地方の中規模自治体で，ユヴァスキュラ市から西に約60km離れた場所にある。人口は約9,000人，高齢化率は約30%に達している。

▌ユヴァスキュラ市の事例
ユヴァスキュラ市における子育て家庭向け早期支援サービスの概要

　ユヴァスキュラ市では，早期支援サービスとして，家族ソーシャルワーク，早期支援家族指導（家族ワーク），子育て家庭ホームサービス（家事援助サービス），乳幼児家族心理相談を提供している（表3-7）。また，2021年から新しく「子育て家族サー

＊　　事後支援の対象年齢は2020年の法改正で21歳から25歳へ引き上げられた。

表 3-7　ユヴァスキュラ市における子育て家庭向け早期支援サービス

家族ソーシャルワーク	ファミリーコンパス
・社会福祉士または社会指導員が対応 ・早期支援家族指導や家事援助サービスその他のサービスの調整 ・家族・親戚，保育所や学校などとの連携と支援ネットワークの形成	・ウェブサイト上で子育て家族に関連するサービス・支援の情報を網羅的に提供 **ファミリーセンターネットワーク** ・子育て家庭と子育て家庭支援機関・団体が地域ごとに集まりネットワーク形成（年 4 回） ・ネウボラ，保育所，学校，家事援助サービス，子どもサークルなどが参加
早期支援家族指導【家族ワーク】 ・妊娠中・子育て中の不安・困難の相談対応・助言指導 ・親の疲労，子どもの生育に関する質問，不眠，妊娠中の不安，家族関係の悪化などの相談・助言 ・不安や問題解決の検討，家族関係改善サポート ・サポートネットワークの形成支援	**グループ活動** ・シングル妊婦向け出産準備グループ活動（母親教室，情報提供など） ・シングルマザー・ピアグループ活動（全 8 回，心理師，助産師などによるクローズドの対話・勉強会） ・若年層ピアグループ（登録不要，週 1 回，24 歳未満の乳児を持つ母親・妊婦による対話・レジャーなどの交流）
子育て家庭ホームサービス（有料）【家事援助サービス】 ・日常生活の家事援助（掃除，調理，洗濯等の手伝い） ・妊娠・出産，親または子の病気，親のバーンアウトや疲労，緊急の危機的状況などの状況で支援（保育，親の仕事や通学支援としては利用できない）	・ペアレントパワーアップグループ（全 8 回，3〜9 歳児の親向け，子どもとの関係性の向上，距離の置き方，しつけにおける感情調整などを話し合う）
乳幼児家族心理相談【発達・家族相談】 ・妊婦，0〜5 歳の子どもと家族への心理相談 ・親になることへの不安，子どもとの関係やしつけ，うつ症状など，子どもの成長や発達，学習，感情に関することを相談	**サポート家族／サポートパーソン** ・サポート家族／パーソン（ボランティア）の紹介 ・月 1 回程度（週末など）に，ひとり親家庭や親が負担を感じているときなどに，子どもと遊んだり，子どもの話し相手となる

文献 10) を参考に筆者作成。

ビスニーズアセスメントチーム」を発足させた。さらに，市民のための子育て情報共有ウェブサイト「ファミリーコンパス Perhekompassi」に子どものいる家族のための各種のサービスや情報が集められている。ファミリーコンパスでは，毎週チャットタイムを設定し，匿名で相談し，アドバイスを得ることができる。さらに，ピアグループ活動への参加機会，サポート家族やサポートパーソンの利用機会も設けられている。ユヴァスキュラ市はファミリーセンターを，市内各所で提供されているサービスや支援のネットワークとして設定している。子育て家庭と支援機関・団体が地域ごとのミーティングを定期的に行っている[10]。

　居宅保護となった児童保護クライエントには，強化型家族ワーク，ユースホームでのオープンワーク（青少年向け家族ワーク），家族サポートホームでの家族リハビリテーションなどが提供される。強化型家族ワークには，集中型強化家族ワーク，強化型家族ワーク，ArVo 評価の 3 つのメニューが用意されている（表 3-8）。

　2019 年夏の時点では，児童保護部門に初期アセスメントチームが 2 チーム，家族ワークを担当する地区別担当チームが 6 チーム，さらに市の多文化統合担当と協力し

表 3-8　ユヴァスキュラ市における居宅保護家庭向け家族ワーク

> **集中強化型家族ワーク**
> 頻度：週 2〜5 回訪問
> 展開：週 3 回のマッピング期間を経て約 3 週間後に確認ミーティング→家族の状況のまとめ→平日週
> 　　　1〜3 回の訪問，約 1 か月おきに確認
> 期間：約 3 週間から 6 か月（ケースバイケース）→まとめ
> 担当：2 チーム（5〜6 人の社会指導員と精神科看護師で構成）
> 対象：緊急度 1 または 2，すぐに対応
>
> **強化型家族ワーク**
> 頻度：週 1〜3 回訪問（平日）
> 展開：テーマミーティング＋2〜3 か月ごとの確認ミーティング
> 期間：3〜12 か月（ケースバイケース）→まとめ
> 担当：2 チーム（家族指導員 7 人で構成）
> 対象：緊急度 2 または 3，最大 2 か月待ち
>
> **ArVo―日常生活資源の家族評価**
> 頻度・回数：週 1，2 回訪問，全 8〜10 回
> ―クライエントの主体的な参加を促す
> ―家族全員で行う。それぞれの考えやニーズを尋ね，全員で聴く。
> ―家族は話し合いや作業から自分の状況について認識していく。
> ―最終まとめ→文書にしてクライエントへ
> 強化型家族ワークのテーマの例：家族の利用しているサービス（学校など）／家族の日常生活とルーティ
> ン（担当，ルールなど）／心配ごととインディケーター（毎回の開始時に子どもの生活の安定度と危険性に
> ついて 4 段階から選んで示す）／子ども主催ミーティング／家族の相互作用（家族と話し，聞く方法）／
> 子どもの幸せから考える依存症と暴力／メディア／家計
> ワーカーはミーティングの日付とテーマを記録していく。

ユヴァスキュラ市児童保護在宅サービス（Jyväskylänkaupunki Lastensuojelu Avopalvelut）提供資料（2019 年 8
月）を参考に筆者作成。

て難民・移民を担当するチームが 1 チーム設置されていた。職員は社会福祉士（約 10
人）と社会指導員，家族ワーカーの約 50 人であった。年間 5,000 件弱，うち新規 1,500
件の児童保護通報・送付等の事案に対応している。

　保護措置に伴う代替ケアには，中央フィンランド児童保護ユニット（23 基礎自治体
で形成）が形成され，広域で里親・専門里親の調整を行っている。さらに，ユヴァス
キュラ市の代替養育施設として，複合機能を持つサポートホームと 4 つの若者向け
ユースホームがある。

マッティラ家族サポートホーム

　マッティラ家族サポートホームは，中央フィンランド児童保護ユニットの代替養育
の配属事務所を有し，またユヴァスキュラ市の代替養育施設の中核となる場所であ
る。24 時間体制の緊急保護，基礎教育学校までの比較的低年齢の子どもの入所，里
親保護児童向けのレスパイト用短期入所による支援を提供している。さらに，隣接し
た建物で家族リハビリテーションを提供している。

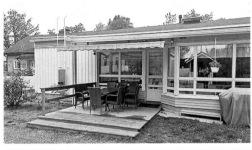
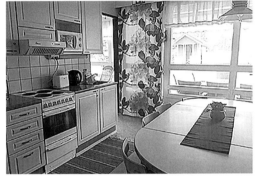
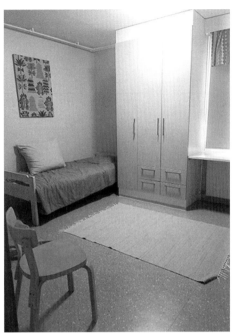

図 3-7　マッティラ家族サポートホーム
(左上) 外観　(左下) キッチン・食堂　(右) 個室

　母屋は木造住宅を改装し，居間，食堂，キッチン，洗濯・家事室，居室，サウナな
どで構成されている (図 3-7)。庭には子どもの遊び用の小さな小屋もある。筆者訪問
時 (2019 年 8 月) の入所児童は数人であった。子どもは個室 (図 3-7) の使用が原則で，
緊急保護・短期入所用の部屋も 2 室用意されている。緊急保護の利用は通常一晩程度
で，緊急保護を受け入れられる里親を確保するまでの暫定的なものとなる。短期入所
は，里親に保護されている子どもが，週末や里親休暇時に利用することを想定してお
り，当施設では最大 14 人を受け入れる。里親のサポートもホームの重要な業務の一
つである。
　敷地内にはさらに隣接して 2 階建ての建物が 2 棟あり，家族リハビリテーションの
ための支援住宅として使用されている (図 3-8)。薬物依存症のシングルマザーと乳
児，DV から避難している母子，危機的な状態の両親と幼い子どものケースなど，家
族で約 3 か月程度入所できる。家族には自宅が別にあり，生活状態の危機や保護措置
となる可能性が高い場合に一時的にここで生活して危機や保護措置を回避する。ここ
で暮らしている間は社会指導員，作業療法士，看護師 (日中のみ) に見守られ，週数
回の面談など支援を受けることができる。合計 8 つのユニットがあり，各ユニットは
独立したキッチン，バス・トイレ，居室を備えている。ユニットの一つは「集会所」
と名付けられ，入所者との面談やグループワークに使用されている (図 3-8)。

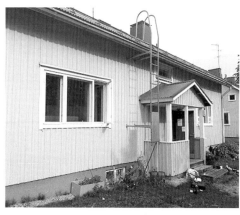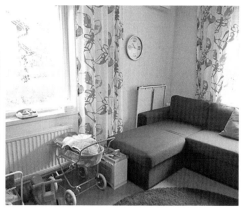

図 3-8　隣接する家族リハビリテーションの支援住宅
（左）外観　（右）集会所で面談などに使う部屋

■ ケウルー市の事例

　ケウルー市では，「より良い家族へ向けて―共に取り組む」をモットーに，家族の資源の強化，親であることの支援，親子の相互作用，家族のサポートネットワークの構築を支援の中心においている（表 3-9～11）。基礎保障サービス部のソーシャルワーク課で家族と子ども支援を担当している。社会福祉法に基づく家族ワークは，5人の家族ワーカーが担当している。児童保護業務は，主任社会福祉士，3 人の社会福祉士，2 人の社会指導員，1 人のコーディネイターでチーム（システミックチーム，後述）を構成している。メニューは少ないが，緊急サービス等の特殊・専門的な支援はユヴァスキュラ市のサービスを広域利用し，民間サービスからの調達も行っている[11]。

家族ワークでの支援と使用ツールの例

　家族ワークは，自分が利用できる資源を強化し，相互の関係や相互作用を向上させることを通じて，問題解決能力を高め，状況の改善を図っていく取り組みである。2007 年の児童保護法全面改正で導入され，以降，さまざまな技術や手法が開発されてきた。主な手法は，一緒に作業をしながら互いの理解を深め信頼関係を構築すると同時に，課題の解決や状況の改善に向けてさまざまなツールを使う。ここでは，支援の事例と新しく開発されたツールの例を紹介する。

■ 依存症など特別な支援が必要な母親のためのピアグループ活動

　南サヴォ医療圏ミッケリ市にある支援機関「ファミリーサポートハウス」では，薬物乱用・アルコール依存，うつ状態，PTSD のある母親に対して，妊娠・出産期の支

表3-9　ケウルー市での家族支援

社会福祉法に基づくサービス	家事援助サービス（有料）	・病気や出産などのために，日常生活での援助を必要な場合に提供。社会福祉士との連携によるアセスメントを行い支援計画を作成し，必要な支援時間が決定される。 ・子どもの世話，食事の準備，介護，相談助言などを通じた育児・家事指導。
	家族ワーク（無料）	・ネウボラや保育所などでの相談などを通じた専門職からの連絡，本人や家族の依頼があった場合に提供。社会福祉士のアセスメントに基づく支援計画に沿って実施。 ・家族ワーカーが家事などを一緒に行いながら，家族の状況などを話し合い，ツールを用いて家族のニーズや目標を具体化し，変化に向けて取り組む。 【ファミリーワークの方法】 対話型ワークのツール：役割カード，ネットワークマップ，宝の地図，ヘルシー思考ゲームなど 作業・活動型ワーク：パン作り，料理，外出，遠足など
児童保護法に基づく支援（無料）	家事援助サービス	・児童保護アセスメントと支援計画に基づき，社会福祉法に基づく家事援助サービスと同様なサービスを提供する。
	家族ワーク	・児童保護支援計画に基づき，家族ワーク計画を作成し，目標を立てて家族とワーカーが一緒に取り組む。家事の手伝いやツールを用いたワークを通して親の子育て役割をサポートし，資源を強化することを目的とする。

Keuruun Perhetyön Käsikirja 2016 (ケウルー家族支援ハンドブック 2016) を基に筆者作成。

表3-10　家事援助サービスの費用

世帯人員	2	3	4	5	6
最低収入	1,057€	1,657€	2,050€	2,481€	2,849€
6 時間以下	18%	14%	11%	9%	7%
6〜15 時間	19%	15%	11%	10%	8%
15〜24 時間	20%	16%	12%	11%	9%
24〜30 時間	21%	17%	13%	12%	10%
30 時間以上	22%	18%	14%	13%	11%

Keuruun Perhetyön Käsikirja 2016 (ケウルー家族支援ハンドブック 2016) を基に筆者作成。
※家事援助サービスの費用は，世帯人員数に応じて収入に対して表に示した割合で徴収される。

表3-11　家事援助サービスの適用

対象	親の極度の疲労時／出産前後／特別なケアが必要な新生児家庭／多生児家庭／障がい児家庭／親の離婚や死別等／親の病気や障がい／親の治療や通院等
対象外	病児の保育／子どもの急病／掃除のみ／在宅勤務・学習・趣味等に伴う家事援助

Keuruun Perhetyön Käsikirja 2016 (ケウルー家族支援ハンドブック 2016) を基に筆者作成。

援としてピアグループ活動による支援を展開している。妊婦の約6%が薬物乱用や依存症などの課題を抱えており，年間3,600〜6,000の胎児が健康被害を受けるおそれがあるとされている。対象となる妊婦・母親はネウボラから紹介・誘導され，面談を受けて自分のゴールを設定してグループへ参加する。

　週1回のミーティングを1年間（45回）続ける。活動中は断酒・断薬，母親への相互の見守りによるダブルラップ〔母親と参加者による子どもへの二重（ダブルラップ）の見守り〕，母子の相互作用による喜び，参加者相互の尊重を原則とし，毎回のミー

ティングは，遊びや歌，子ども時代の振り返りなどのテーマを設定している。遊びや歌で子どもと楽しく関わる体験を重ねることで，母親が子育てに対してポジティブなイメージを持てることも目指している。45回のミーティングを終えると，参加者は「経験的専門職（当事者）」として研修を受け，支援者側になることができる。

　活動は，保健福祉団体支援センター（STEA）からの補助金を受けて実施しており，無料で参加できる。

メイカメイカゲーム

　「メイカメイカゲーム」（図 3-9）は，ファミリーサポートハウスの職員が開発したボードゲームである。家族や友人と大切なことについて話し合うことを促し，また，自分自身や相手を知ることを通じて相互作用と共感を引き出すことを意図している。6歳以上，主な対象年齢別に異なるバージョンが用意されている。

　ボードには質問カードが用意され，ゲームの参加者は質問に答えながら，すごろくのようなボード上のコマを進んでいく。1つのカードには6つの質問があり，自分が止まっているコマの色に応じて質問に答える。6つの質問は，それぞれ，自分の憧れや夢（例：私が会いたい人は……），SNS について（例：私がフォローしている人は……），仮定（例：もし素敵な人が話しかけてきたら……），自分について（例：将来のことで私が心配なのは……），自分の考え（例：私にとって音楽は……），自分の好み（例：私の好きな本は……）に関連したものだ。

　また，児童保護の開発支援を行う非営利団体ペサプー Pesäpuu でもさまざまなカードゲームやツールを開発している。

ベビートレイル

　「ベビートレイル Baby Trail」（図 3-10）は，ユヴァスキュラ大学教育心理学部とファミリーサポートハウスが共同で開発した親の子育てにおける協力関係（コペアレンティング）を向上させることを目指したデジタル教育ゲームである。

　出産前から出産後の5つのステージに分かれ，画面の中に隠されたアイテムを見つけ，質問に答えていくことで，出産や育児に関する知識や，子育てやカップルの生活をより楽にするヒントを得ることができる。1人でも2人でもゲームをすることができる。質問は，カップル間や子どもとの関係や生活の状況の振り返りや，カップルの間の対話を促すものが設定されており，質問の答えに対してアドバイスが表示される。ポジティブな感情をもたらし，関係を良好にさせるような工夫が導入されている。ただし，開発者は，ゲームはあくまでも家族ワークの補助として使うことができるもので，支援の代替ではないことを強調している。

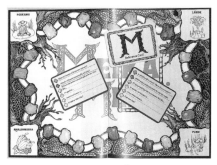

図 3-9　メイカメイカゲーム

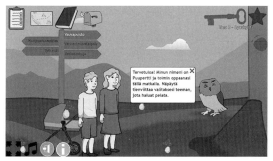

質問の例：あなたは，パートナーに歩調を合わせ，パートナーが同じように子育てに参加できるようにしていますか？

ヒントの例：子育ての分担はときに関係を悪化させることがあります。お互いが，仕事や家庭でどんな時間を過ごしているか思い浮かべ，相手になったつもりでより良い関係を考えてみましょう。

今日のタスクの例：5 分間相手の肩をマッサージしてみましょう。

図 3-10　ベビートレイル　　　www.babytrail.fi

児童保護の体制 ― 子ども家庭サービス改革とシステミック児童保護実践モデル

児童保護の実施体制

　ネウボラや保育所・学校などの基礎サービスは，児童保護につながるニーズを発見する重要なルートであるが，こうした保健・医療・福祉・教育サービスは自治体に供給責任がある*。児童保護は，法に基づき実施体制や保護のプロセス，サービスの枠組みが設定され，自治体では地域の実情に合わせて周辺自治体と協力しながら実施体制を組んでいる。通常，社会福祉担当課に児童保護担当部署が置かれる。緊急性の判断やアセスメント，保護の判定は自治体に所属する社会福祉士が行うが，代替養育は民間団体の運営する施設などで提供されることが多い。児童保護の財源は，地方税と人口等をベースに算定された交付金である。

　児童保護法は，1983 年の全面改正で予防概念を導入し，子どもの最善の利益と家族への支援に重点を置いた居宅保護を制度化した。これは，子どもに主体的な権利を

---

*　フィンランドの統治体制は，2021 年現在，基礎自治体と国の二層構造で，都道府県に相当する広域自治体はない。基礎自治体の人口は数百人から首都ヘルシンキの 65 万人までバラエティに富んでいる。そこで，二次医療は全国 19 の医療圏，高度医療は大学病院圏でサービスをカバーしてきた。一方，全国を 21 に分けるマークンタが都道府県に相当する圏域として地域計画などを担っているが，自治体連合として限定的に機能しており，地方政府として広域自治体化する試みは中断されている。初期医療・保健・福祉サービスは，人口 5 万人規模をベースに供給することとされ，小規模自治体は自治体連合の形成や，主に中心都市からのサービス購入等で体制を確保している。2021 年に，マークンタの領域にほぼ沿ったウェルビーイング圏（アルエ）Hyvinvointialue の形成が決定され，2023 年の設置に向けた取り組みが進んでいる。

認め，同時に国家が家族の内部に介入することを明確にする改革でもあった。施設保護の縮小が進められ，居宅保護の中心的手段である家族ワークが発達した。その後1990年代に深刻な不況の中で，虐待や依存症，精神疾患など，子どもや青少年，家族に関する問題が顕在化すると，2007年に，再度児童保護法が全面改正された。2007年の改正では，保護件数の増加やケースの多様化・深刻化の中で，早期介入に焦点を当て，予防的児童保護と家族ワークを制度化した。その一方で，児童保護の過程における参加や意見表明権などの子どもの権利を強化している[1]*1。

保護の増加と深刻化―子ども家庭サービス改革（LAPE）へ

　しかし，その後も児童保護件数は増加の一途をたどり，児童保護ケースの深刻化が進んだ。さらに，自宅外保護に至るケースの多くが，親や家庭の困難を背景としながらも，それまでにサービスを受けていないことがわかってきた。フィンランドはOECD生徒の学習到達度調査（PISA）で好成績を収め，国連世界幸福度報告などでも高く評価されており，平均的な子どもの姿は良好であるが，国内の統計データからは，学力や身体的・精神的健康の格差の拡大が浮かび上がってきた。一方，ケースの増加・複雑化・深刻化の中で児童保護専門職の不足や疲弊，これに伴う連携の不足など，体制の限界も顕在化した*2。

　フィンランドの保健医療政策とサービスは，国立健康福祉研究所（THL）が専門性をベースにイニシアチブを取って，社会保健省とともにさまざまな改革を進めてきた[4,9]。特に，児童保護の関連領域では，国連の子ども特別総会（2002年）をきっかけに子どもの利益と権利の推進や，補助金型の全国的な改革プロジェクトやプログラムの実施*3によって，技術だけでなく個別の組織的な変革をもたらすような取り組みも進められてきたが，根本的な改革には至っていなかった。そこで，THLが中心となって2016年から開始したのが子ども家庭サービス改革 LAPE である[6,7]。

　LAPE は，子ども，青少年および家庭への「適切な支援を適切なタイミングで」をスローガンに，各種の社会的サービス全体の構造的改革を図ったものである。その主な内容は，以下の4点であった[6,7]。

- ・ネウボラや保育・幼稚園，学校等をはじめとする子どもの福祉に関するサービスを包括的に捉えて体系化すること
- ・サービスを早期サービス，個別支援サービス，高度専門的サービスへ再編し，そ

---

*1　なお，児童保護法は，2020年に代替養育中の子どもの権利を強化し，事後支援の対象年齢を引き上げる改正が行われた。代替養育中の携帯電話の使用制限や門限の設定など，子どもの基本的権利の制限ができる条件が明確にされた。また事後支援の対象年齢が21歳から25歳へ引き上げられた。

*2　フィンランドには2005年に子どもオンブズマン法に基づき，独立した第三者機関として子どもの最善の利益と権利を守るために法や社会を監視する子どもオンブズマン（1人）が設置された。なお，初代子どもオンブズマンを務めたM・K・アウラは，解決すべき問題の量に対して圧倒的に対応体制が不足していることに抗議し，2期目の任期終了直前で抗議の辞任をしている。

*3　これらの改革に向けたプロジェクトや研究などでは，デンマークなどの事例やスウェーデンの研究結果を参考に，予防や早期介入がもたらす費用対効果についても計算されている。例えば，代替養育のコストは年間約50,000ユーロかかり，さらにその間に必要となる個別の教育・精神的・心理的支援等で同規模のコストがかかると試算されている[5]。

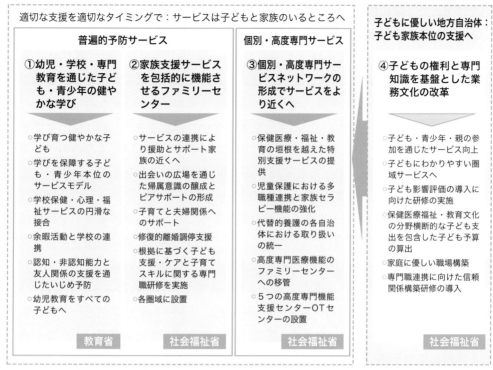

図 3-11　子ども家庭サービス改革 (LAPE) の主な内容
リーフレット Lapsille, nuorille ja perheille sopivaa tukea oikeaan aikaan を基に筆者作成。

れぞれをより効果的に供給できるように強化すること

・関連する専門職の連携を図ること

・業務の文化を変え，科学的根拠を重視し，子ども本位のサービスとすること

これらを図 3-11 に示す 4 つの展開事業（①〜④）の実施を通じて実現しようとした。

システミックモデルの導入

　LAPE が改革内容の 4 点目に挙げた業務文化を変えるために試験的に導入されたのが「システミック児童保護実践モデル Systeemisen lastensuojelun toimintamalli」である。これは，機能的なチーム制を導入し，児童保護におけるソーシャルワークの機能を強化したモデルで，イギリスのハックニー地区で導入されたリクレイミングソーシャルワーク*を応用したものである。LAPE の改革期間中に応用に向けた検討を重ね，専門職が子ども・家族と向き合い，共同で状況を変えていくことをモデルの基本

---

*　　リクレイミングソーシャルワークは，ハックニーモデルとも呼ばれ，深刻化した児童保護に変革をもたらす有効なモデルとして評価されている。ハックニー地区では，約 5 年間で保護対象児童が 40％減少し，スタッフの病気欠勤も半減した。変革前は，児童ソーシャルワーカーは業務時間の約 8 割を事務作業や手続きに費やし，本来の業務であるクライエントに向き合う時間が取れなかった。リクレイミングソーシャルワークは，ソーシャルワークの本来の姿に立脚点を置こうとするもので，復権的ソーシャルワークと訳されることもある[12]。

原理に据えた。家族療法におけるシステミックセラピーの考え方に基づいていることから，システミックモデルと呼んでいる[13,14]。

　システミックモデルでは，ワーカーが子ども・家族と時間をかけて関係性を構築し，子ども・家族・環境の相互作用に注目しながら家族の中核的な信念と問題の背後にあるシステムを明らかにする。そして，このシステムに良い方向への変化をもたらす適切な手段を協働の中から見いだす。共通のツールが使用され，例えば，クライエントの世界を理解し，子どもと家族の相互作用のパターンを見いだすためのサーキュラークエスチョン[*1]や，子どもと家族とその相互作用に働き掛けるためにジェノグラム（家系図）や資源を見渡せるネットワークマップを作成し，チームのメンバーやクライエントと何度も見返しながら複数の仮説を立てる。誤った解釈や不十分な援助によるケースの長期化や失敗を防ぐために，ここでは短絡的に結論を出さずに，立ち止まって考え，さまざまな可能性を視野に入れた思考が重視される[13]。

　ワーカーがケースワークに専念できるように十分な体制を取ることも重要になる。システミックチームは，担当ワーカー2，3名と，コンサルティングワーカー，家族心理士[*2]，コーディネーターを置く（図 3-12）。コンサルティングワーカーは担当を支え，外部資源を開拓する。家族心理士が専門的技術的助言をして担当ワーカーの対応能力を高め，支援が円滑に進むよう手続き書類の作成や記録などのペーパーワークや予約の調整などはコーディネイターが担当する。クライエントには担当社会福祉士が付くが，担当だけでなくチーム全員が責任を持ち，カバーし合い，必要なときにはチームの誰かが駆け付けられる体制を取る[14]。

　システミックモデルのカギは，週1回のシステミック・ミーティングである。タスク（ケースディスカッション，リフレクション，方針決定）が定められており，各ワーカーが担当ケースから1，2件を持ち込み，ツールを用いて検討する。モデルどおりに行うことで，情報や専門知識が確実に共有され，メンバーのスキルや能力を向上させる。チーム全体の力も上がり，結果的に業務負担を軽減させることになる。ケースワークの原則，チーム，ミーティングのどれが欠けてもシステミックモデルは成り立たない[14]。

　システミックモデルの導入に当たっては，児童保護を改革する他のアプローチも検討されたが，ハックニー地区での目覚ましい効果，フィンランド国内（マンツァラ自治体[*3]）での先行的な独自の導入事例が効果を上げていたことが評価された。また，試験的導入の効果測定のために 2019 年に行われた調査では，回答したスタッフのう

[*1]　サーキュラークエスチョンは，家族員間の言動や行動やその違いに関する解釈を質問するもので，ここでは，家族の関係性と相互作用を描き出すためのツールとして使用する。
[*2]　家族療法士 Perheterapeutti を担当するには，心理職の上級資格としての臨床心理士 Psykoterapeutti の特別な課程を終えていることが必要である。また，システミックチームで家族療法士を担当するには，グループセラピー，システミックセラピーのツールの使用，児童保護業務の経験が必要である。
[*3]　マンツァラでは，1人のワーカーが担当するクライエント数が 50〜60 人から 15 人まで減少した。

目標：子どもと家族の参加と協働，子どもの安全と家族のウェルビーイングの強化

ケースワークの原則
- 子どもや家族との関係性を確立し，同意を得ながら進める
- すべてのプロセスにおける対話と協働
- 家族に関する専門知識・歴史・経験を踏まえた考察
- 子どもと家族が大切にする関係性の探求
- さまざまな解釈と解決策の選択肢を追求し，受け入れようとする態度
- 家族との共通理解を生み出す努力
- 評価，資源重視，楽観主義
- 家族の援助の可能性についてのあくなき向上心と学ぶ意欲
- 具体的・一般的・小さな取組から始める

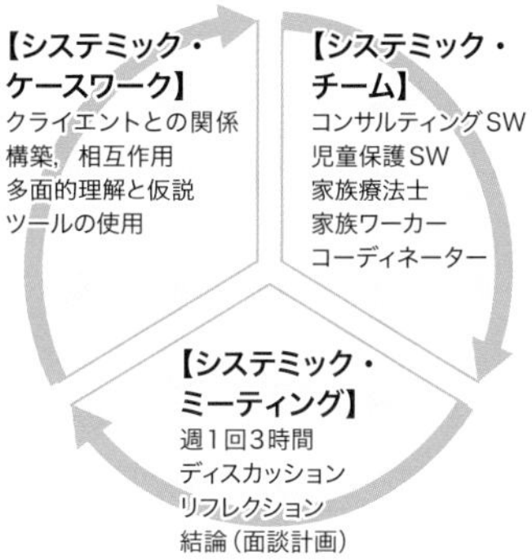

【システミック・ケースワーク】
クライエントとの関係構築，相互作用
多面的理解と仮説
ツールの使用

【システミック・チーム】
コンサルティング SW
児童保護 SW
家族療法士
家族ワーカー
コーディネーター

【システミック・ミーティング】
週1回3時間
ディスカッション
リフレクション
結論（面談計画）

システミックチームの構成
児童保護ソーシャルワーカー（SW）（2, 3名）
　ケースワーク担当。担当社会福祉士（法定）を想定。実際には，社会指導員などが担当することが多い。

コンサルティング SW（1名）
　チームリーダー。SWを支え，関係機関との連携を図り外部資源を開拓する。チームの業務体制に目を配り，システミック・モデルを維持する。

家族療法士（1名）
　ケースワークに専門的な立場からの知識や技術を提供し，クライエントとその相互作用の理解などについて助言する。

コーディネーター（1名）
　児童保護業務に必要な事務手続き，クライエントとの面談の調整，ミーティングの準備や記録を行うコーディネイター。保健福祉領域の知識のある事務担当職員。
　そのほか，親担当SW，家族ワーカーを置く場合もある。
※児童保護SW以外は2つのチームを掛け持ちすることができる。

システミックミーティングの進行
　タスク（ケースディスカッション，リフレクション，方針決定）が定められており，各SWが担当ケースから1，2件検討ケースを持ち込む。ツールを使いながら，複眼的に家族の相互作用を探求し，広いシステムの中で家族をとらえ，複数の仮説を立てる。そして，子どものリスクを明確化し，クライエントとの次回の面談計画を作成し，チーム全体で結論を出していく。
　1回のミーティングは3時間程度とされ，クライエントの同席が設定されることがある。オープンな雰囲気の中でそれぞれの専門性から発言をする。専門知識を「知らない」立場からの発言や質問は，チームに異なる視点をもたらすことから奨励される。
　家族療法士はリフレクションのパートナーとなり，ミーティングはスーパービジョンの場，メンバーの学びの場ともなる。
　コーディネーターが記録をとり，ケースワークのガイドとなっていく。

図 3-12　システミック児童保護実践モデル
THL：Arvostavaa kohtaamista ja yhdessä tutkimista. 2019, 文献 14) を参考に筆者作成

ち79%がモデルを支持したが，一方で44%が業務量が増加したと答えている。システミックモデルでは1人のワーカーの担当クライエント数は20人を推奨しているが，改革開始時点で全国のワーカーが抱えるクライエント数は1人当たり60〜90人程度であり，導入が難しい自治体も多い[15]。

予防─参加─相互作用

　フィンランドの児童保護の特徴は，予防，参加，相互作用の3点に集約できる。重層的なセーフティネットを用意して，子どもの発達や健康が脅かされ保護が必要な状態になることを予防するために，さまざまな手を打って対応している。それは，一つには健やかに成長する子どもの権利を尊重する視点から来ているが，一人ひとりの市民を尊重する北欧型の福祉国家の思想にも支えられている。さらには，持続可能な安定的な社会を目指した人的資源の育成という観点にも後押しされている。

　予防の取り組みの中心は，家族の関係を改善し，問題解決能力を高める家族ワークにある。これには当事者の参加が欠かせない。家族ワークは，子どもや家族が自分自身の意思と力で課題を解決していくための支援である。ワーカーが，開発されたさま

ざまな技術やツールを使って子どもや家族に寄り添い，一緒に解決していこうとすることで，本人の主体的な関わりを引き出しやすくなる。

　保護の対象となっても，一つひとつのプロセスに子どもや家族が参加し，意思を尊重し，根気よく合意と納得を得る努力を続けることで，問題の解決や課題の克服への本人自身の意欲を引き出すことがより可能になっていく。すなわち，参加は，子どもや家族の権利や主体性を尊重することでもあり，また解決とウェルビーイング向上への道でもある。

　参加がポジティブな結果を生み出すかどうかのカギは，子どもと家族，担当者（ワーカー），関係者，社会との相互作用にある。子どもと家族を取り巻く世界が，保護を必要とする子どもと家族を尊重できれば，子どもも家族もよりポジティブに生活と社会に向き合うことができる，という考え方が児童保護の根底にあると言えるだろう。そして，一人ひとりの尊重には，面接や家族ワーク，家庭的養育といった対人援助の具体的な場面だけではなく，生活費や住宅や仕事といった生活を支える基盤や，保育や教育といった市民の能力を引き出し高めるという側面ももちろん含まれている。

　これらの考え方に基づく児童保護への取り組みは，決して理想的な形で実現しているわけではない。日本と単純に比較することはできないが，児童保護件数は増加傾向にある。しかし，人を尊重し，問題を未然に防ぐ，予防，参加，相互作用の考え方は，福祉国家の根底に流れる基本姿勢として児童保護においても貫かれている。

　なお，本稿の情報は，特に言及のない限り2020年のものである。その後，フィンランドではシステミックモデルに基づいた児童保護法の改正・実施，福祉保健サービス改革に伴う供給主体の移行などが進行している。そのため，内容は現状と異なる場合がある。

文献

1) 藪長千乃：フィンランドにおける『児童保護』-普遍主義的な福祉制度下における要保護ニーズへの対応」．社会保障研究，2（2・3），2017.

2) THL：Lastensuojelu 2019, Tilastoraportti 28/2020, 2020.

3) STM：Sosiaalihuoltolain soveltamisopas, Sosiaali- ja terveysministeriön julkaisuja, 2017.

4) Heino T：Lastensuojelun avohuolto ja perhetyöä kehitys, nykytila, haasteet ja kehittämisehdotukset. Selvitys Lastensuojelun kehittämisohjelmalle, Stakesin työpapereita, 2008.

5) Hastrup A, Hietanen-Peltola M, et al：Lasten, nuorten ja lapsiperheiden palvelujen uudistaminen：Lasten Kaste -kehittämistyöstä pysyväksi toiminnaksi, Terveyden ja hyvinvoinnin laitos（THL）. Raportti 3/2013, 2013.

6) STM：Lapsi- ja Perhepalveluiden Muutosohjelma, Sosiaali- ja terveysministeriön raportteja ja muistioita, 2016：29, 2016.

7) STM：Lapsi- ja perhepalveluiden muutosohjelma（LAPE）- Loppuraportti, 2019.

8) Perälä ML, Halme N, et al：Lasten, nuorten ja perheiden palveluja yhteensovittava johtaminen, Terveyden ja Hyvinvoinnin laitos, Opas, 9 THL 2012, 2012.

9) THL：Lastensuojelun käsikirja
https://thl.fi/fi/web/lastensuojelun-kasikirja/（2021年1月31日最終確認）

10）Jyväskylän kaupunki, Lasten, nuorten ja perheiden palvelut（ユヴァスキュラ市ウェブサイト「子ども，若者および家族のサービス」）
https://www.jyvaskyla.fi/sosiaalipalvelut/perheet/（2021 年 1 月 31 日最終確認）

11）Keuruun kaupunki, Lapsiperhepalvelut（ケウルー市ウェブサイト「子ども家庭サービス」）
https://www.keuruu.fi/sosiaali-ja-terveys/sosiaalityo/lapsiperhepalvelut/（2021 年 1 月 31 日最終確認）

12）Cross, Steve, Alison Hubbard, Eileen Munro：Reclaiming Social Work, London Borough of Hackney Children and Young People's Services, London School of Economics and Political Science, 2010.

13）Lahtinen, Pia, Leena Männistö ja Marketta Raivio：Kohti suomalaista systeemistä lastensuojelun toimintamallia. Keskeisiä periaatteita ja reunaehtoja. Terveyden ja hyvinvoinnin laitos（THL）. Työpaperi 7/2017, 2017.

14）Aaltio E, Isokuortti N：Systeemisen lastensuojelun toimintamallin ydinelementit. Kuvaus asia-kastason ydinelementeistä, tavoitteista ja toimintamekanismeista. Terveyden ja hyvinvoinnin laitos（THL）. Työpaperi 33/2019, 2019.

15）Aaltio E, Isokuortti N：Systeemisen lastensuojelun toimintamallin pilotointi, valtakunnallinen arviointi. Terveyden ja hyvinvoinnin laitos（THL）, Raportti 3/2019, 2019.

第 **4** 章

日本における児童虐待予防の
システムづくり

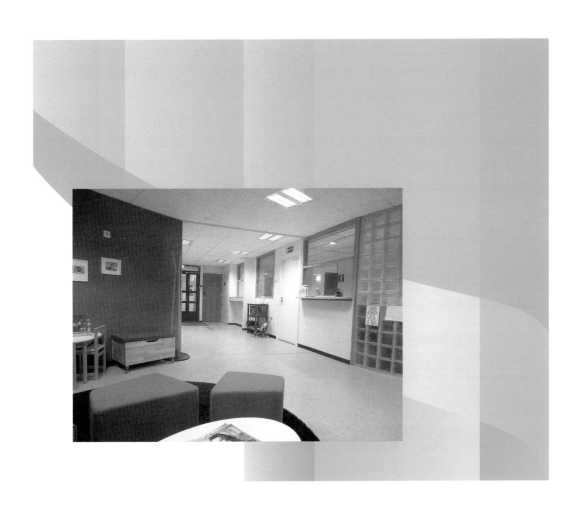

Ⅰ 児童虐待に係る関係法令と諸制度

江崎治朗

　わが国の児童虐待対策については，これまで児童虐待防止法（児虐法）および児童福祉法（児福法）の累次の改正や，民法の改正により制度の充実が図られてきた。一方で，全国の児童相談所における児童虐待に関する相談対応件数は増加の一途をたどり，2019 年度には児童虐待防止法制定直前の約 17 倍に当たる 19 万 3,780 件となっている[1]。

　本章は，わが国の児童虐待に係る関係法令（児虐法，児福法，民法）を概説するとともに，諸制度の概要を紹介するものである。

児童虐待の定義

　「児童虐待」とは，保護者が児童（18 歳未満の者）に対して，①身体的虐待，②性的虐待，③育児放棄，④心理的虐待を行うことをいう（児虐法第 2 条，表 4-1）。

　ここにいう「保護者」とは，親権を行う者，未成年後見人その他の者で，児童を現に監護するものをいう[2]。

　③育児放棄は，いわゆる「ネグレクト」であり，保護者が同居人による身体的虐待，性的虐待，心理的虐待を放置することを含む。したがって，保護者以外の者から虐待を受けている子どもについても，保護者によるネグレクトとして児虐法にいう児童虐待に該当し，同法に基づく通告および保護の対象になる[2]。

児童虐待の禁止

　何人も，児童に対し，虐待をしてはならない（児虐法第 3 条）。ここにいう虐待は，前述の児童虐待の定義よりも幅広く，保護者によるもののほか，子どもの福祉を害す

表 4-1　児童虐待の類型と具体例

類型	具体例
①身体的虐待	殴る，蹴る，叩く，投げ落とす，激しく揺さぶる，やけどを負わせる，溺れさせるなど
②性的虐待	子どもへの性的行為，性的行為を見せる，ポルノグラフィの被写体にするなど
③育児放棄	家に閉じ込める，食事を与えない，ひどく不潔にする，自動車の中に放置する，重い病気になっても病院に連れて行かないなど
④心理的虐待	言葉による脅し，無視，きょうだい間での差別的扱い，子供の目の前で家族に対して暴力を振るう（DV）など

る行為や不作為を含むものである²⁾。

児童相談所等への通告

　児童虐待を発見した者は，速やかに，児童相談所等に通告しなければならない（児虐法第6条）。

　児童相談所は，都道府県・指定都市および児童相談所設置市が設置するもので，全国228か所（令和4年4月1日時点）が設置されている。①市町村援助，②相談（家庭等の養育環境の調査や専門的診断を踏まえた子どもや家族に対する援助決定），③一時保護，④措置（在宅指導，児童福祉施設入所措置，里親委託等）等，児童虐待対策の中核を担う機関である[*]。

家庭訪問と立入調査

　児童虐待の通報を受けた市町村長や福祉事務所長は，必要に応じ，近隣住民，学校の教職員，児童福祉施設の職員，その他の者の協力を得つつ，面会など児童の安全確認の措置を取ることとなる（児虐法第8条）。

児童虐待が行われている恐れがあるときの対応

出頭要求と立入調査
　都道府県知事は，児童虐待が行われている恐れがあると認めるときは，当該児童の保護者に対し，児童相談所職員等をして，当該児童を同伴して出頭することを求め，必要な調査や質問をさせることができる（児虐法第8条の2）。

　また，児童の住所または居所に立ち入り，必要な調査または質問をさせることができる（児虐法第9条）。この場合，必要があるときは，警察の援助を求めることができる（児虐法第10条）。

再出頭要求
　都道府県知事は，保護者が正当な理由なく児童相談所職員等の立入調査を拒み，妨げ，または忌避する場合であって，児童虐待が行われている恐れがあると認めるとき

＊　児童福祉法（児福法）は，保護者のない児童または保護者に監護させることが不適当であると認められる児童を「要保護児童」と定義し，要保護児童を発見した場合も同様に児童相談所等への通告が義務付けられている（児福法第25条）。また，虐待を受けている子どもや支援を必要としている家庭を早期に発見し，適切な保護や支援を図るためには，関係機関の間で情報や考え方を共有し，適切な連携の下で対応していくことが重要である。こうした観点から，子どもや保護者に関する情報の交換や支援内容の協議を行う場として，法律上，要保護児童対策地域協議会（子どもを守る地域ネットワーク）が規定されており（児福法第25条の2），地方自治体はその設置に努めるものとされている。

は，保護者に対し，児童を同伴して出頭することを求め，児童相談所職員等をして，必要な調査または質問をさせることができる（児虐法第 9 条の 2）。

臨検と捜索

都道府県知事は，再出頭要求に応じない場合であって，児童虐待が行われている疑いがあるときは，児童の安全確認，安全確保のため，裁判官の許可状により，児童の住所等に臨検させたり，児童を捜索させたりすることができる（児虐法第 9 条の 3）。ここにいう「臨検」とは住居等に立ち入ることをいい，「捜索」とは住居その他の場所につき人の発見を目的として捜し出すことをいい，いずれも強制処分である[3]。

一時保護と警察の援助

児童相談所長は，必要があると認めるときは，児童の安全を迅速に確保し適切な保護を図るためなどに児童の一時保護等を行うことができる（児福法第 33 条）。

一時保護の第一の目的は，子どもの生命の安全を確保することである。単に生命の危険にとどまらず，現在の環境におくことが子どもの安全な家庭生活を確保する上で明らかに問題があると判断されるときは，まず一時保護を行うことが重要である[2]。

また，児童相談所長は，児童の安全の確認または一時保護を行おうとする場合で，立入，調査，質問，臨検の職務の執行に際し必要があるときは，警察署長に対し援助を求めることができる（児虐法第 10 条）。

児童相談所における援助方針の決定

診断・判定および援助方針の決定

児童相談所では，専門的な科学的知見に基づき，問題の本質，背景を分析することにより，最善の援助が検討される。児童福祉司による社会診断，児童心理司による心理診断，医師による医学診断，一時保護所の児童指導員や保育士による行動診断などがある。それぞれの専門職が各々の診断結果を持ち寄り協議したうえで，総合的見地から児童相談所としての援助方針が立てられる（総合診断）[2]。

親子の再統合を目指す場合（在宅援助）

在宅援助は，虐待の未然防止や再発防止を図りながら，子どもの健全な成長のため家族の生活を援助することである。子どもの安全確認・安全確保を図りつつ，親子の良好な関係を築き安定させることが重要である[2]。

在宅援助の方法としては，児童相談所への親子通所指導，家庭訪問を中心とした児童福祉司指導，要保護児童対策地域協議会を活用した定期的な家庭訪問等がある[2]。

親子の再統合が難しい場合

施設入所承認審判（28条審判）

　里親委託や施設入所（乳児院，児童養護施設，障がい児入所施設，児童心理治療施設もしくは児童自立支援施設）は，親と子を引き離すという点で親権は事実上制約されるが，親が同意しない場合には，家庭裁判所の承認を得た上で施設入所の措置を行うこととなる（児福法第 28 条 1 項 1 号）*。

　この措置は 2 年を超えてはならないこととなっているが，継続しなければ児童の福祉を害する恐れがあるときは，家庭裁判所の承認を得て更新することが可能である。（児福法第 28 条 2 項）

　また，こうした入所措置が取られた場合であり，かつ面会等の制限等がなされている場合は，児童虐待防止と児童の保護のために特に必要があると認めるときは，児童虐待を行った保護者に対し，接近の禁止を命ずることができる（児虐法第 12 条の 4）。

親権停止

　父または母による親権の行使が困難または不適当であることにより子の利益を害するときは，家庭裁判所は，子，その親族，未成年後見人，未成年後見監督人または検察官の請求により，その父または母について，親権停止の審判をすることができる（民法第 834 条の 2）。

親権喪失

　父または母による虐待，または悪意の遺棄があるとき，その他，父または母による親権の行使が著しく困難または不適当であることにより子の利益を著しく害するときは，家庭裁判所は，子，その親族，未成年後見人，未成年後見監督人または検察官の請求により，その父または母について，親権喪失の審判をすることができる（民法第834 条）。

　権利の制限はその目的を実現するために最小限度にとどめられるべきであるから，まず親権喪失に先立ち親権停止を検討するべきであるが，親権者と子どもとの再統合がおよそ想定できないといえるような場合には，例外的に親権停止を経ずに親権喪失に及ぶこともありうる[2]。

---

*　保護者のない子どもや被虐待児といった家庭環境上養護を必要とする子ども，生活指導を必要とする子どもに対し，公的な責任として，施設などで社会的に養護を行う制度を「社会的養護」といい，約 4 万 2,000 人の子どもが社会的養護の対象となっている。児童養護施設に入所している子どものうち半数以上が虐待を受けた子どもであり，できる限り家庭的な環境の中で職員との個別的な関係性を重視したきめ細かなケアを提供していくことが求められている[4]。また，義務教育終了後，児童養護施設，児童自立支援施設等を退所し，就職する児童等に対し，自立援助ホームにおいて，相談その他の日常生活上の援助および生活指導ならびに就業の支援を行い，併せて援助の実施を解除された者への相談，その他の援助を行うことにより，社会的自立を促進するため「児童自立生活援助事業」が実施されている。

文献

1）厚生労働省：令和 3 年厚生労働白書．2021.

2）厚生労働省雇用均等・児童家庭局総務課：子ども虐待対応の手引き（平成 25 年 8 月改正版）．2013.

3）厚生労働省：虐待通告のあった児童の安全確保の手引き，2010.

4）内閣府：令和四年度子供・若者白書．2022.

Ⅱ 多機関・多職種協働と情報共有

小笹美子

日本の保健師による母子支援活動の協働の実際

　市町村の保健師は妊婦と最初に接する自治体職員の一人である。多くの母親は，医療機関を受診し，妊娠がわかった時点で妊娠届を出し，母子健康手帳の交付を受け，家族や親族の協力を得て子育てを行っている。しかし，特定妊婦や育児困難事例の中には，予定しなかった妊娠に戸惑い，さらには出産後に母子健康手帳を受け取る母親もいる。

　子育ては，家庭を中心としながら，地域の中で育まれていく。切れ目のない子育て支援には，公的な支援だけでなく地域ぐるみの支援も必要であるものの，核家族化，地域のつながりの希薄化によって，母親や子どもたちを支える自助・共助が脆弱となっていることもある。地域で母子保健活動を展開する保健師は，子育てを支援する地域社会のフォーマル，インフォーマルな人と組織の情報を把握し，子育て支援のネットワークをつくる役割を担っている。

　保健師が母子の支援ために協働している機関について 2014（平成 26）年に全国の 1,868 名の保健師を対象に行った調査では，児童相談所，保育園，医療機関，民生児童委員，母子保健推進員，庁内の関係部署，小学校，福祉事務所，家庭児童相談室，保健所，および警察などが挙げられていた（図 4-1，2）[1,2]。保健師の支援方法につ

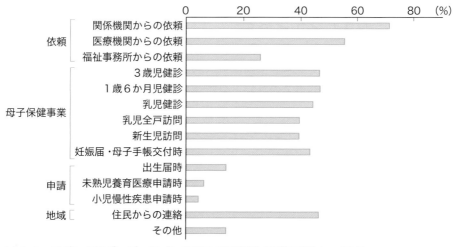

図 4-1　こども虐待ボーダーライン事例の把握契機（複数回答）(n＝800)

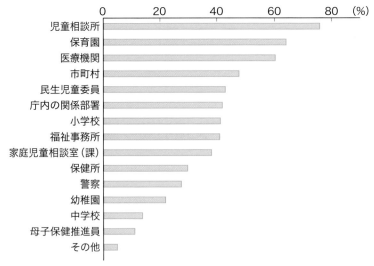

図 4-2　こども虐待ボーダーライン事例の連携機関 (複数回答) (n＝800)

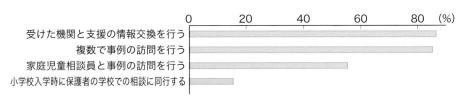

図 4-3　関係機関との協働 (複数回答) (n＝800)

いては，「事例の紹介を受けた関係機関と支援の情報交換を行う」が約9割，「家庭児童相談員と事例の訪問を行う」が約6割，「複数で事例の訪問を行う」が約9割，「事例の小学校入学時に保護者の学校での相談に同行する」が約2割であった (図4-3)[1]。今後は，複数の機関との情報共有，同行訪問が一層増えると考えられる。

手引き，ガイドラインなど

『健やか親子21』[3] では，各事業間や関連機関間の連携体制を強化するとともに，情報を有効に活用し，母子保健事業の評価・分析体制をつくり，妊娠・出産・育児期における切れ目のない支援を目指した政策を推進している。

また，『こども虐待対応の手引き』[4] では，子ども虐待の予防や虐待の問題を解消するための支援は，一つの機関や職種のみではなしえず，地域の関係者が協働することが何よりも大切であることを指摘している。連携を効果的に行うためには，それぞれが持つ機能や限界を理解し，役割分担し，補い合う必要があることも報告している。このようなネットワークを構築するための主な連携先として，表4-2 の関係機関が示されている。

表 4-2　子ども虐待予防のために連携すべき主な関係機関（主な連携先の例）

・庁内の関係部署	・NPO 法人・ボランティア
・医療機関（産科医，小児科医，など）	・民生委員・児童委員
・助産所	・市区町村子ども家庭総合支援拠点
・保健所	・要保護児童対策地域協議会
・市町村保健センター	・児童発達支援センター
・地域子育て支援拠点事業所	・学童保育
・児童館	・放課後デイサービス
・こども園・幼稚園・保育所，学校	・産後ケア施設
・児童相談所	など
・公民館	

　『子育て世代包括支援センター業務ガイドライン』[5] では，子育て世代包括支援センター（母子健康包括支援センター）の円滑な運営と切れ目のない支援の実現に向けて，実際に地域で母子保健や子育て支援に携わる関係機関・関係者との一層の連携強化が求められると指摘している。また，一般的な家族より手厚い支援を必要とする子どもや家族の早期発見やさらなる情報収集，適切な支援実施のためにも，市町村や同センターが実施する事業だけでなく，地域の NPO 法人などの民間団体などが実施するインフォーマルな取り組みも含め，連絡・調整を行い，協働体制を構築することの重要性についても示している。

　保健師が行っている母子保健活動は，ポピュレーションアプローチとしてすべての子どもを持つ家族の健康を守る支援の一つである。すべての新生児，乳幼児は周りの大人によって保護され養育されて成長していく。子育てのすべてを家庭内だけでは行えず，母親や父親をサポートする社会資源，支える人々が必要である。

　子どもを持つ家族の中には，より多くの支援が必要な家族も存在する。子ども時代に愛情を注がれていない親が，日々の生活にストレスを溜め，ストレスのはけ口として子どもに当たることや，育児支援者がいない孤立した中で不安を募らせる親など，リスクを抱えている家族もいる。これらの家族に対しては，ポピュレーションアプローチに加えてハイリスクアプローチによる支援も必要となる。

保健師が行う家族支援のためのネットワークづくり

自治体の組織内での連携

　市町村には，妊娠届と母子健康手帳の交付の他にも，子育てを支える多くの部署がある。出生届，転入届などの行政手続きや，保育所の入所受付，生活保護の申請などさまざまな福祉の申請や相談，あるいは支援も行っている。保健師はこれら自治体内の業務を知り，必要時に関係部署に問い合わせ，紹介することも支援の一つになる。

自治体では縦のラインが強く，それが係や課を越えた連携の障壁となることも多いが，高齢者や障がい者などのケース支援で培ってきた人的なつながりを駆使して，子育て支援につなげることができる。保健師の分散配置で得られたネットワークも有効に活用できる。

▌医療機関・助産師との連携

医療機関からの支援依頼は，低出生体重児，医療的なケアが必要な児などに対する支援継続システムによって以前から日常的に行われ，医療機関と保健師は子どもの健やかな成長・発達支援のために協力してきた。近年は，子どもへの支援にとどまらず，未入籍の母親，知的障がいのある母親，精神疾患を抱えている母親などの「特定妊婦」として接してきた母親に対する支援にも協力して取り組んでいる。

医療機関では，まず担当助産師から地区担当の保健師に，妊娠中に気になる妊婦の情報が提供されることが多い。本人からの連絡が滞ることが多い特定妊婦の場合，会うことが支援の糸口になる。担当助産師からの紹介・連絡は適切な支援につながりやすく，このような連携ができれば，医療機関での妊婦健診の状況，自宅での生活の様子，分娩の状況などについてタイムリーに情報を共有でき，母と子の支援をよりスムーズに実施することができるようになる。

医療機関から出産の連絡を受けた地区担当保健師は，母親が医療機関に入院中に面会に行き顔合わせをすることで，退院後の支援をよりスムーズに行うことができる。もし，妊婦面接（母子健康手帳交付）時に，地区担当保健師の紹介や顔合わせができていれば，さらに支援が行いやすくなる。最近では，診療報酬の改正により，医療機関の助産師が産後の家庭訪問を行うケースも増えている。地区担当保健師と医療機関が情報を共有し連携することで，さらにきめ細かい子育て支援ができるようになる。

▌保育所との連携

育児困難感を抱える家庭では，子どもの健やかな成長・発達に問題が生じてくることが多い。例えば，理解力が低くミルクの調合や離乳食づくりが適切にできない，育児のストレスで自身の疾患が悪化し家事や子育てが難しくなる，子どもをあやすなどの子育ての具体的な方法がわからない，などである。このような事例では，子どもの安心・安全を考えて早期に保育所への入所を勧める必要がある。保育所に入所することにより，子どもの食事が確保され，家族以外の専門職の目が入り，安全を確保することが可能となる。また，母親のストレス軽減につながるなどのメリットがある。さらに，保育の専門職による母親への子育てのアドバイスも期待できる。

保育所の入所については，要保護児童対策地域協議会や家庭児童相談員，あるいは保健師などが入所の必要性を判断することが多い。保健師などは，保育所に事例の状

況を説明し，受け入れ側の準備を依頼する。さらに，母親や家族に対しては，子ども
を保育所まで連れて行けるように具体的な支援を要する場合もある。例えば，昼夜逆
転の生活であった家族に対し，保健師や家庭児童相談員が，時間に間に合うよう起
床・朝食・着替えを促し，保育所までの道を一緒に歩いたり，保育所バッグを一緒に
準備するなどの具体的な支援が必要なケースもある[6]。時には，保育所通所中に母親
の健康状態が悪化し，保育所を無断欠席することもある。そうした場合には，保育所
から連絡を受けた地区担当保健師が家庭訪問し，状況を保育所の保育士に情報提供
し，通所継続に向けて，保育所とともに問題の解決に取り組むことが必要となる。

福祉事務所との連携

　育児困難事例の中には，生活保護受給世帯や経済的困窮世帯が多数ある[6]。そのた
め，保健師は生活保護受給世帯への生活指導を行っている福祉事務所のケースワー
カーと連携する機会が多い。ケースワーカーと情報を共有し協力することで，まず，
住まいや食生活を整えて，子どもに安定した生活を提供する必要がある。その後，医
療を受診する必要があれば受診を促したり，就労のための支援につなげていくことが
重要となる。

　生活保護受給世帯の中には行政機関に対する負のイメージを持っている者もいる。
そのため，生活保護未受給の家庭では，保健師が生活を立て直すために必要な生活保
護の窓口に同行することで，ようやく申請する事例もある。また，生活に必要なさま
ざまな手続きやスキルを学ぶ機会を得ないままに親になった人もいる。このような家
族には，家庭訪問する中で一緒にやって見せながら日常生活のスキルを指導すること
も必要になってくる。

　生活保護給付の現場では，疾病の治療継続指導や生活費の分割支給などを行ってい
る福祉事務所がある。支援が必要な事例の中には，「しない」のではなく「できない」
「わからない」ケースが存在することも理解しつつ，支援を行うことが求められる。

地域のボランティアとの連携

　地域には多様な団体・組織がある。地域を担当する保健師は，地区把握や地域診断
によって，フォーマルな組織だけでなく，インフォーマルな団体・組織の情報を得る
ことも多い。子育ては地域社会の中で行われるため，保健師の子育て支援も，地域の
社会資源である団体・組織とのつながりを生かしつつ行うことが大切である。

　地域には，町内会，自治会，母親クラブ，子育てサークル，子ども会，スポーツク
ラブなど，子どもたちを支える社会資源がたくさんあるが，育児困難感を抱える家族
は，これらの社会資源と多くの場合つながっていない。まず，民生児童委員，母子保
健推進員などと支援が必要な事例をつなげることで，地域生活に必要なネットワーク

を構築する足掛かりをつくる。次に，つながりを広げ，地域の大人が直接子どもを支援する体制をつくることも必要である。あいさつ，ごみ捨て，他者との距離の取り方など，社会生活のルールを家庭内で学べない子どももいる。そのため，地域のキーパーソンと適切に情報を共有することで負の連鎖を防ぎ，子どもの生活力を育てる支援を目指すことが大切である。

　また，自治体を超えて転居する事例もあり，転居に伴い支援者のネットワークが途切れることも多い。フォーマルな社会資源に関しては，転居先でも継続して使用できるように関係機関同士で連携を取り，支援が継続できるよう連携する必要がある。しかし，公的な支援を補完する共助や自助のインフォーマルな支援のネットワークは，新しく構築することになる。転居前に持っていたインフォーマルな支援の輪を，転居先で有効な支援に育てるまでには時間と労力が必要になる。

まとめ

　子どもたちが健やかに成長するために，保健師は母子保健分野で予防的に支援を続けている。母子健康手帳交付時の面接指導，新生児訪問，健診時の相談指導の機会を捉えて，問題が大きくならないように，問題が発生しないようにと考えて子育て支援を行っている。保健師ひとりでできることは限られているものの，保健師間の協力，地域住民の協力によって問題の重症化を予防できる。連携をより有効にするためには，①支援者同士のコミュニケーション，②情報の共有，③支援者チームのマネジメントの視点が必要である。会議を開催するために出向いたり，電話をしたりする事前打ち合わせ，一つひとつの事例を協力して解決する協働の積み重ねが，よい連携の土台になる。

　地域にある社会資源を使って，親を支え，子育てのストレスを減少させ，子ども自身に親以外の頼れる大人がいることを知らせ，世代間の負の連鎖を断つことが，健康と生活を守る保健師の役目である。

文献

1) 小笹美子，長弘千恵，他：保健師によるこども虐待ボーダーライン―事例支援と連携．第 46 回日本看護学会論文集，ヘルスプロモーション，pp.176-179，2016.
2) 小笹美子，長弘千恵，他：こども虐待ボーダーライン事例に対する保健師等の支援実践―ネグレクト事例に対する支援スキルの開発　平成 28 年度総括・分担報告書.
3) 厚生労働省：健やか親子 21（第 2 次）．
　 www.mhlw.go.jp/file/06-Seisakujouhou-11900000-Koyoukintoujidoukateikyoku/0000067539.pdf
4) 厚生労働省雇用均等等・児童家庭局総務課：こども虐待対応の手引き（平成 25 年 8 月改正版）．
　 www.mhlw.go.jp/seisakunitsuite/bunya/kodomo/kodomo_kosodate/dv/dl/120502_11.pdf
5) 厚生労働省：子育て世代包括支援センター業務ガイドライン．
　 www.mhlw.go.jp/file/06-Seisakujouhou-11900000-Koyoukintoujidoukateikyoku/kosodatesedaigaidorain.pdf

6）小笹美子，長弘千恵，他：母と子の生活に寄り添う―保健師等が支援している事例. pp1-113，国際印刷，2017.

7）小笹美子，長弘千恵，他：子ども虐待に対する保健師の支援―事例経験による検討. 第42回日本看護学会論文集地域看護, pp.46-49，2012.

8）小笹美子，長弘千恵，他：行政機関の保健師がこども虐待事例支援に関わった経験と児童相談所への連絡の現状と課題. 小児保健研究，73（1）：81-87，第46回日本看護学会論文集 2014.

Ⅲ 児童虐待予防のための重要な視点

横山美江

　第1章で解説したように，フィンランドにおいて児童虐待予防の基盤となるネウボラのシステムは，「子どもを持つすべての家族への担当保健師（担当医）による継続支援」および「父親を含めた家族全員の支援」である。このようなシステムにより，児童虐待の早期発見・早期対応が効果的になされている[1-4]。ここでは，このシステムを日本にいかに導入するかについて解説する。

担当保健師の継続支援による信頼関係の構築

　日本の多くの自治体では，ハイリスクアプローチに重点をおいて保健師活動が行われてきた。そのため，自治体の保健師は，地区担当制を取っている場合でも，ハイリスク家庭に対しては継続支援を実施しているものの，その他の多くの家庭に対しては継続支援は実施できていない[5]。また，日本における母子保健事業の提供は，ほとんどが単発の事業提供となっており（問題や課題を抱える家族には，事業後に保健師が対応しているが），事業ごとに対応する保健師が異なり，同じ担当保健師が継続して支援するシステムではないため，利用者のささいな変化や問題を早期に把握することが難しい[5]。

　日本の子どもを持つ家族を取り巻く環境は，少子化や核家族化により激変しており，子育てのしにくさを感じている家族は増加しつつある。実際，筆者が保健医療審議会の委員として関わる某市では，妊婦面接時には何の問題もなかった妊婦（リスクチェックで何も引っかからなかった方）の3割が，産婦健診で産後うつを指摘されていることが報告されていた。妊娠期から育児期にかけて，行政保健師だけが時期を問わず予防的な介入ができる立場にある。児童虐待相談対応件数が増加の一途をたどっている昨今，ハイリスクアプローチだけでは児童虐待を予防するには限界があると認識する時期に来ていると推察される。今後の保健師活動は，ポピュレーションアプローチに重点を置いた活動への意識転換とそのための工夫が求められよう。

妊婦面接時における地区担当保健師名の周知

　担当保健師による継続支援のシステムづくりのためには，まず，母子健康手帳交付における妊婦面接時の対応を工夫する必要がある。現在は，子育て世代包括支援センターで妊婦面接を実施している自治体が多くなっており，必ずしも地区担当保健師が

妊婦面接を担うとは限らない。そのため，すべての妊婦に妊婦面接時に，地区担当保健師がいること，子どもやその家族の健康相談や育児相談を地区担当保健師が担うことを，ぜひ説明してもらいたい。前述したように，妊娠中に問題がなくとも，産後うつになる母親もいる。フィンランドでは，誰もが出産や子育てなどのライフイベントにより健康問題を生じる可能性があるという前提で，ポピュレーションアプローチがなされている。

妊婦面接時における電話番号の登録勧奨

妊婦面接時に地区担当保健師の連絡先（電話番号）を周知してもらうことも重要である[5,6]。可能であれば，その場で，地区担当保健師が所属する課の電話番号を携帯電話に登録してもらい，何かあれば連絡してもらうことや，その電話番号から連絡があった場合には電話を取ってもらうようお願いしておくとよい。配布資料等に印字していれば，登録がさらにスムーズになるであろう。また，昨今では，知らない電話番号からの電話を取らない場合も多く，連絡を取ることに多大な時間と労力を費やすことがあるが，事前に連絡先を周知させることで，ハイリスクな状態に陥った際に連絡する場合も，連絡が地区担当保健師からのものであると利用者が認識できるため，連絡が取りやすくなる。

妊婦面接の予約制

病院や歯科診療所，美容院でさえも予約制が採用されている。担当保健師制を強化するためには，予約を取らずに来所する方への効果的な対応も検討しつつ，可能な限り地区担当保健師との面接ができるよう，予約制を検討する必要がある[6]。妊婦面接時に地区担当保健師と顔合わせをしていれば，その後の支援がより円滑になる。

予約制を取り入れるためには，以下の3つのことを検討する必要がある。

保健師の日程の確保

例えば，金曜日の午後は妊婦面接のために保健師の予定を空けておくなど，妊婦面接日を決める。妊婦面接日を決めることで，より多くの利用者に地区担当保健師が顔合わせをすることも可能となろう。

予約制についての広報

ウェブサイトや広報誌で，妊婦面接の目的，保健師の役割，妊婦面接の予約制について周知する。日本ではまだ多くの国民が保健師の活動を知らない。まずは保健師の役割を紹介し，妊婦面接時に地区担当保健師に会う目的やメリットを効果的に住民に知らせる必要がある。

　また，地域の産科病院とも連携し，妊婦面接の予約制の周知について協力を依頼しておくとよい。産科医あるいは助産師からも，母子健康手帳取得を促す際に，子育て世代包括支援センター等に連絡し妊婦面接を予約するようを周知してもらうと，より効果的である。

予約システムの構築

　例えば，ウェブサイト上でも予約できるシステムを構築すればさらに利便性が高くなる。もちろん，電話での予約も受け付けることができればさらによい。

▍母子健康手帳の有効活用

　地区担当保健師につなげるためには，母子健康手帳を活用することが重要である[5-9]。母子健康手帳には，地区担当保健師の名前・連絡先を明記して周知する。多くの母親にとって母子健康手帳は自分の子どもの成長を記録した重要な手帳であり一生大切に保管するが，その他の資料についてはいずれ捨てられる運命にある[5,6]。このため，その他の資料ではなく，母子健康手帳に記載することが重要である。

　ここで大阪市の例を紹介する。大阪市は 24 区あり，区を単位として地区担当保健師をおいている。保健師は 3〜5 年程度で異動となるため，利用者が母子保健サービスを受けている期間中に担当が交代する場合があるが，異動によって利用者が連絡すべき担当が不明となることを防ぐため，母子健康手帳にも 3 名の担当保健師とその連絡先を記入できるようにしている（図 4-4）[5]。また，地区担当保健師名とともに利用者の居住地域も記載しており，地区担当保健師に交代があった後も，「4 月から○○地区の担当になった保健師です」と説明すれば利用者も納得し，継続した支援につながる。

　母子健康手帳に地区担当保健師の名前を明記し，妊婦面接時に地区担当保健師がいることやその役割を周知している自治体では，利用者から好意的な声が多数聞かれている。リスクの高い母親から地区担当保健師に対し「母子健康手帳を見て電話をした」と問い合わせる例もあり，効果が見え始めている。また，このような取り組みをしている自治体では，住民の保健師活動に対する認知度も高くなっている[9]。

▍出生届受理時あるいは転入手続き時に地区担当保健師名を周知

　戸籍・住民票担当部署での出生届受理時，あるいは転入手続時に，地区担当保健師名を改めて周知することも重要である。特に，妊婦や未就学児のいる転入者は，その自治体における妊婦面接を受けていない場合もあり，地区担当保健師の名前はおろか，その自治体の保健事業についても全く知らない場合もある。そのため，妊婦や未就学児のいる転入者全員に対して保健部門で保健師が面接し，健康状態などの把握や困りごとの相談に応じながら，地区担当保健師の名刺カードを配布するなどして，保

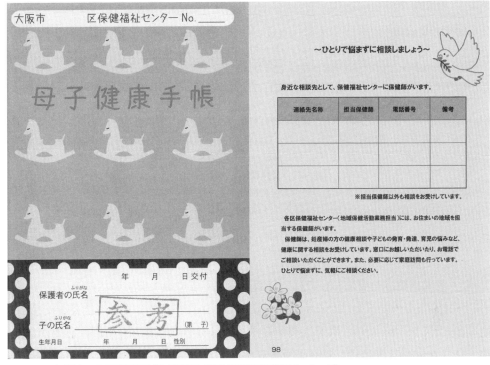

図4-4　大阪市の母子健康手帳（表紙と担当保健師名等記入ページ）

健師の役割を伝える必要がある。

担当保健師による継続支援の一環としての家庭訪問

　フィンランドでは担当保健師による家庭訪問が，妊産婦ネウボラでは2回（経産婦に対しては1回），子どもネウボラでは最低1回実施される。

　一方，わが国では，自治体の人口規模，保健師数により，保健師による出産後の家庭訪問（新生児訪問）の状況は異なっている。担当する年間出生数が少なければ担当地区の全数を訪問することも可能であるが，出生数が多ければ全数訪問は難しく，ハイリスク家庭のみを訪問するという状況になろう。地区担当保健師1人当たり年間出生数が70程度であれば，全数訪問はおそらく可能である。

健診における地区担当保健師による個別面談

　フィンランドのネウボラでは，妊娠中から出産後も同じ担当保健師や担当医が家族全員を健診などの事業を通じて継続的に支援している[6]。一方，日本の健診は伝統的に集団健診が実施されており，保健師による個別面談は必ずしも地区担当保健師が担当するとは限らない。

　厚生労働省子ども家庭母子保健課長通知（平成30年7月20日，子母発0720第1号）[11]

表 4-3　健診時に地区担当保健師が個別面談（保健指導）するための課題と検討事項

- 地区担当保健師の人員配置が地区の対象者数（出生数，困難ケースのばらつき）に応じたものになっていない場合，保健指導対応時間にばらつきが生じてしまう。
- 健診における各工程の所要時間を把握し，健診実施時間・人員がどの程度必要か検討する。
- 健診実施時間を増やす場合，対象家庭数が特に多い自治体・地区では，健診回数を増やすことを検討する。
- 健診回数を増やす場合，他事業との調整を検討する。
- 健診に対応する小児科医，歯科医，その他の従業者を増やす場合，地域の医師会や歯科医師会に対し，協力を要請する。
- 健診回数・人員を増やす場合，そのための予算確保を検討する。
- 個別面談に待ち時間が生じるため，健診工程を対象家庭ごとに組み替えるなどの効率化を検討する。
- 地区担当保健師が休暇などで急な不在となった場合には，これを補完する対応を検討する。

では，「乳幼児健診の場においては，母親の育児不安や親子関係の状況等の把握に努め，育児不安等の軽減をはかるとともに安心して子育てができるよう必要な支援を行うこと」としているが，これを実現するためには健診のやり方を見直す必要がある。健診時に地区担当保健師が個別面談するシステムを構築するには，おそらく表 4-3 に示すような検討が必要であると考えられる。以下に，こうした課題への対応策について概説する。

地区担当保健師の個別面談システム構築のための対応策

地区担当保健師が個別面談するためには，自身が担当する地区の出生数や困難ケース数のばらつきが少なくなるよう調整する必要がある。可能であれば，地区担当保健師 1 人当たりが担当する年間の出生数を 70 人以下とすることが理想である。ちなみにフィンランドは，子どもネウボラの保健師 1 人当たり 340 人，医師 1 人当たり 2,400 人の配置となるよう勧告している[6]。健診のやり方も違い，単純に比較できないものの，フィンランドでは保健師 1 人につき年間出生数が 50〜60 人ということになる。

担当保健師による個別面談を導入するために，健診における，問診，計測，小児科診察，保健師の個別面談，栄養相談（離乳食指導），心理相談，歯科診察などの各工程の所要時間を把握し，健診実施時間・人員がどの程度必要か検討する。

個別面談では 1 家庭につき 10 分程度の面談時間を確保することが望ましく，健診 1 回につき保健師 1 人当たりの対応家庭は 10 家庭程度が限度となる。落ち着いて面接をするのであれば，1 家庭につき 20 分程度を確保し，7 家庭程度を限度とすることが望ましい。

さらに，健診担当課のすべての保健師が地区担当を持つ場合，地区ごとに健診日を分けるなどし，健診以外の業務（感染症の発生，地域住民の来所・電話相談など）に

空白が生じないよう体制を整える必要がある。地区担当保健師が休暇などで急な不在となる場合には，これを補完する体制が必要となる。

　対象家庭数が特に多い自治体・地区では，健診回数を増やすことも検討する必要がある。回数を増やす場合は，それに応じた，小児科医，歯科医，その他の従業者の確保，予算の確保，他事業との調整が不可欠である。

　また，個別面談に待ち時間が生じるため，そのことについて対象者の理解を得ておく必要がある。例えば，地区担当保健師による個別面談を実施するため，多少の待ち時間が発生すること，健診受付と個別面談の順番が前後する場合があることについて，案内文に記載しておく。効率化のために対象家族によって時間帯を指定する場合は，できれば対象者に健診日のみならず時間帯についても通知する。呼び出しや受付などの業務に関して担当の事務職の理解を得ておくことも重要である。

担当保健師当たりの対象児数の適正化

　健診各回の対象児については，自治体内で一律の生年月日の範囲としていることが多い。地区担当保健師当たりの対象児数が均等となるような地区割りや保健師数の調整がなされている場合には問題ないが，そうでない場合にこの方法を取ると，保健師数に対し対象児数が多い地区では，健診各回で対応する児が多くなり，個別面談に十分な時間を割くことが難しくなる。

　地区担当保健師当たりの対象児数が均等となるような地区割りや担当保健師数の調整が難しい場合，対象とする子どもの月齢の範囲を地区ごとに変えることも検討できる。例えば，1歳6か月児健診の4月実施の回について，保健師当たりの対象児数が多い地区では9月生まれ児，対象者児数が少ない地区では7〜9月生まれ児を対象とするなどが考えられる。健診の対象年齢は，乳児健診は1歳未満，1歳6か月児健診は1歳6か月から2歳未満，3歳児健診は3歳から4歳未満と幅がある（母子保健法第13条，第12条）。この範囲に収まるように地区ごとに対象児の月齢の範囲を調整することで，1回の健診における保健師当たりの対象児数をある程度揃えることができる。

　大都市では，マンションの建設や宅地開発により一部の地域に健診の対象児の数が集中する場合もある。そういった場合には，前述のように，地区担当保健師の受け持つ地区の出生数のばらつきを調整するために，地区担当の割り振り方を検討する必要がある。フィンランドでは，ワークライフバランスが大変重視されており，休暇も当然の権利として取得するため，ネウボラの保健師は常に協力体制を取っている。自分の地区の子どもの数が多い場合にも，協力体制にある隣の地区の保健師に担当を任せることもある。日本においても，保健師の受け持ち地区の在り方を再検討し，かつ地区担当保健師の協力体制を構築することで，地区担当保健師による個別面談をすることが可能になろう。

身体計測などにおける工夫

　日本の健診では，自治体によりさまざまであるものの，身体計測を小児科診察の前に実施し，保健師の個別面談では計測をしない自治体が多い。一方，フィンランドの健診では，担当保健師が計測をしながら，母乳育児相談はもちろんのこと，離乳食相談，子どもの歯の生え方や口腔衛生に関する相談・指導，神経学的発達・言葉発達・心理社会的発達の確認，予防接種，親の養育状況の確認，夫婦関係（パートナーシップ）の確認や調整などを行っている。計測などを担当保健師が母親と一緒にすることで，親の子どものあやし方も見ることができ，具体的な助言ができる。

環境整備

　フィンランドのネウボラには，たくさんの保健師や医師の診察室（個室）があり，そこで健診が実施される。診察室は完全個室であるためプライバシーが確保されている。一方，日本の健診は，ほとんどの自治体でオープンな会場で集団健診が実施されてきた。フィンランドの保健師が日本の集団健診の会場を見たときに，「まるで工場のようで，プライバシーがとても保てない」と驚いていた。このようなオープンな場では，繊細な問題を保健師に打ち明けにくい。

　図 4-5，4-6 は，できるだけ利用者のプライバシーが保てるよう健診会場を工夫した日本の某市の健診会場の見取り図とその様子である。小児科診察室，歯科診察室，眼科診察室，集団指導室，保健師の個別面談室など，すべてが個室となっている。こういった健診会場であれば家族は保健師に相談しやすい。今後は，このような会場の在り方も検討する必要がある。

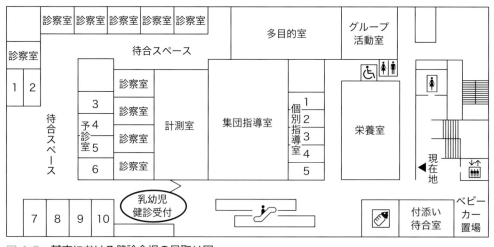

図 4-5　某市における健診会場の見取り図

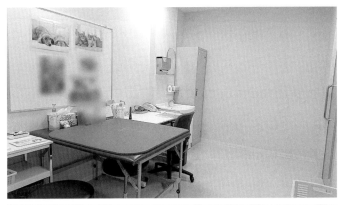

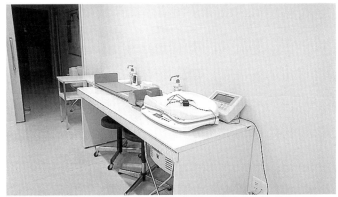

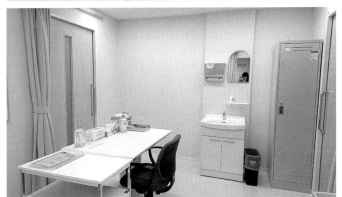

図 4-6 ① 某市における健診会場の様子（1）
（上）小児診察室 　（中）計測室 　（下）検査室

保健師の専門性と領域間の異動

　フィンランドの保健師は，保健系学部のある応用科学大学，あるいは大学の卒業後，ネウボラなどの母子保健領域に進むか，あるいは成人高齢者の領域に進むかを決め，いったん就職するとほとんど異動することがない。母子保健領域の保健師は，ネウボラから学校保健への異動がわずかにあるくらいである。もちろん，昇格すると管理的な立場で，複数のネウボラのスーパーバイザーの立場となるものの，それ以外は

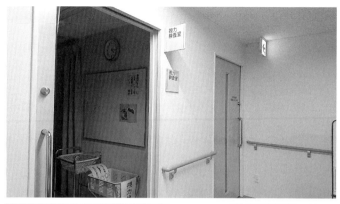

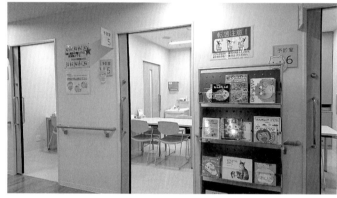

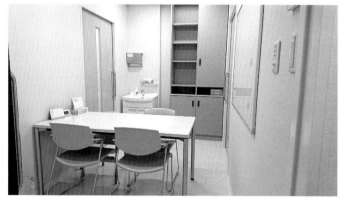

図 4-6 ②　某市における健診会場の様子（2）
（上）視力検査室　（中）予診室　（下）保健師の個別面談室

同じネウボラで受け持ちの家庭を継続的に担当する。そのため，フィンランドの保健師は専門性が非常に高く，母乳育児支援はもちろんのこと，離乳食相談・指導，子どもの歯の生え方や口腔衛生の相談・指導，発育や神経学的発達のチェック，言葉の発達や心理社会的発達の確認，予防接種，親の養育状況の確認，夫婦関係の確認や調整まで行っており，家族からの信頼も厚い。

　一方，日本では，さまざまな領域で経験を積むことを前提にした保健師の人材育成

（キャリアラダー）が推進されている。自治体の事情にもよるが，短期間で異動となるため，一定の地域を長期間担当することが難しい自治体も見受けられる。しかしながら，住民（利用者）目線で見れば，担当保健師が代わることは，保健師との関係性を一からつくらなければならないため，住民の負担は大きい。また，異動はジェネラリストとして広く知識を得るうえで利点があるものの，専門性を高めるうえでは難点がある。例えば，入職後10年程度まで数年ごとに異動するとしても，以後は基本的に同部署とするような人材育成体制を取るなど，利用者目線に立って，あるべき体制を検討する必要があろう。

父親を含めた家族全体の支援強化

父親への支援

　フィンランドのネウボラでは，父親を含めた家族全体の支援がなされている。例えば，健診には父親の参加も推奨され，多くの場合，妊娠期から同行している。総合健診では父親にも具体的な育児方法を説明し，家族の生活スタイルの調整，夫婦（カップル）関係についての助言などがなされている。担当保健師は父親に対して，子どもの優れた養育者であることは母親と同じであり，唯一できないのは母乳を与えることであることを説明している。このような支援により，父親は積極的に育児に参加するようになっている[12]。

　昨今では，日本においても父親の育児参加の必要性が強調されており，父親も育児に悩む場面が多いものと推察される。日本では，父親が健診に同行してもわずか3回から5回である。また，母子への支援が中心であり，たとえ父親が同行しても，育児相談は母親に対してなされる場合が多い。両親学級に同行する父親はかなり増えたが，健診に同行する父親はまだそれほど多くない。今後，父親にも健診の同行を促し（表4-4），当事者として育児の困りごとを聞くなどし，家族全体の支援を強化することが望まれる。

表4-4　父親に健診への同行を促す方策

・出生届の提出時に，父親の健診への同行を促すリーフレットを配布する
・保健センターのウェブサイトに，父親の健診への同行を促す内容を掲載する
・健診の案内文に父親の同行を促す内容を記載する

世帯カルテ

　自治体で健診などに使用されている子どもの管理票は，子ども別に作成し，生年月日順で管理しているところが多いものと推察される。しかし，子どもごとではなく，家族全体をまとめたカルテとすることを推奨する。子どもごとのカルテでは，ハイリスクで関わりがあったケース以外は家族に起こったエピソードやきょうだいの健診結果などを把握しにくい。例えば，きょうだいの上の子が発達の課題に手がかかっている家庭の母親が，下の子の健診で来所した際でも，母親が話さなければ，そうした状況を保健師が把握できないことがある。世帯カルテとすることにより，家族全体の状況が把握でき，家族支援としてもう一歩踏み込んだ相談が可能になる。その管理としては，例えば，学区ごとに世帯主の五十音順別に世帯カルテを管理する。

　このような健診のカルテは，各自治体において電子データベース化されつつある。電子データベース化され，住基ネットにおいて世帯が紐づけされれば，記録時間の短縮化を図るかとができ，家族支援のためにも世帯カルテが効率的に活用されることが期待される。世帯カルテの電子管理に取り組んだ静岡県島田市の例について次項「Ⅳ. フィンランドの基盤システムを取り入れた島田市版ネウボラの構築」(p.156)に紹介しており，そちらも参照されたい。

自治体において母子保健政策を見直すための必須条件

　長年実施してきた母子保健の方策を見直すことは，それぞれの担当者にとって多大なご苦労があるものと推察される。これまで，筆者が自治体における母子保健政策に携わった経験から，保健政策の再構築を円滑に進めるための必須条件があると感じている。

　第1に「首長が，本当に母子保健システムをよりよくしたいというビジョンを持っておられること」，第2に「保健師が，母子保健システムをよりよくしたいと熱意を持っておられること」，第3に「事務職の方も，母子保健システムをより良くすることに協力的であること」，第4に「医師会の協力が得られること」である。これらの条件がそろったときに，見直しと再構築を円滑に進めることができる。これらの条件がそろうよう，調整しつつ，よりよいシステムを構築していただければ幸いである。

文献

1) Tuominen M, Kaljonen A, et al：Relational Continuity of Care in Integrated Maternity and Child Health Clinics Improve Parents' Service Experiences. Int J Integr Care, 14：e029, 2014.

2) Tuominen M, Kaljonen A, et al：A Comparison of Medical Birth Register Outcomes between Maternity Health Clinics and Integrated Maternity and Child Health Clinics in Southwest Finland. Int J Integr Care, 16 (3)：1, 2016.

3) Tuominen M, Junttila N, et al：The effect of relational continuity of care in maternity and child health clinics on parenting self-efficacy of mothers and fathers with loneliness and depressive symptoms. Scand J Psychol, 57 (3)：193-

200, 2016.

4）Tuominen M, Kaljonen A, et al：Does the organizational model of the maternity health clinic have an influence on women's and their partners' experiences？ A service evaluation survey in Southwest Finland. BMC Pregnancy Childbirth, 12：96. Published online, 2012.

5）横山美江：ネウボラから学ぶ，日本の母子保健再構築第1回：日本でつくるネウボラに必須のシステム：ポピュレーションアプローチで防ぐ児童虐待．保健師ジャーナル，76（4）：316-321，2020.

6）横山美江，Hakulinen T：フィンランドのネウボラに学ぶ　母子保健のメソッド．医歯薬出版，2018.

7）横山美江：ネウボラで活躍しているフィンランドの保健師と日本の保健師活動の未来．大阪市立大学看護学雑誌，14：31-33，2018.

8）横山美江：フィンランドのネウボラで活躍している保健師から学ぶ子育て世代包括支援センターの在り方．保健師ジャーナル，74（6）：452-457，2018.

9）比留間惠子，薮本初音，他：大阪市版ネウボラの構築：旭区の取り組みについて．保健師ジャーナル，76（7）：588-593，2020.

10）天野由美子，横山美江：ネウボラから学ぶ日本の母子保健再構築：島田市版ネウボラの構築．保健師ジャーナル，76（5）：400-405，2020.

11）厚生労働省子ども家庭母子保健局課長：母子保健施策を通じた児童虐待防止対策の推進について（通知）（平成30年7月20日，子母発0720第1号）.

12）2017年OECD報告書：男女平等の追求：苦難の道のり.

フィンランドの基盤システムを取り入れた島田市版ネウボラの構築

天野由美子，鈴木仁枝，横山美江

　静岡県島田市は，2019 年度からフィンランドのネウボラのシステムの基盤となっている担当保健師による継続支援および父親を含めた家族全体の支援を提供する「島田市版ネウボラ」を構築した。同年 4 月 1 日から，母子健康手帳交付時に妊婦に担当保健師を紹介し，妊娠期から子育て期まで担当保健師による継続した家族全体への支援を実施している。

島田市の概況

　島田市は，静岡県のほぼ中央に位置する人口 9 万 6,840 人（2022 年 7 月末現在）の自治体である（図 4-7）。市内中心を流れる大井川は，かつて「箱根八里は馬でも越すが，越すに越されぬ大井川」とうたわれた東海道随一の難所であり，島田はその川越宿場として賑わった。地産品として「島田茶」「金谷茶」「川根茶」の 3 ブランドを有する全国屈指のお茶どころで，「地球上でもっとも緑茶を愛する街」をテーマに，「島田市緑茶化計画」というシティプロモーションを展開している。また，世界一長い木造歩道橋としてギネスに認定されている「蓬莱橋」，大井川鐵道を走る SL や機関車トーマスが人気を集めている。

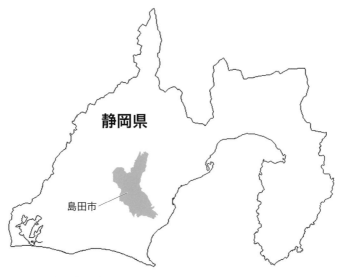

図 4-7　島田市の位置

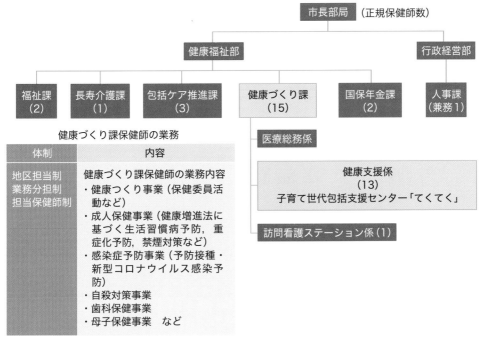

図 4-8　島田市の組織体系

　島田市の現市長（2022 年）は女性であり，これまで子育て支援政策を積極的に推進してきた。市民意識調査においても，市が進めていくべき取り組みとして「子どもを安心して産み育てる子育て支援の充実」が第 1 位となっており，市民の注目度も高い。
　島田市の保健師は 23 人で，6 課に分散配置されている。母子保健事業を担う健康づくり課では，健康づくり事業，成人保健事業，感染症予防事業，自殺対策事業なども担当し，保健師の活動体制は地区担当と業務分担制の重層型としている（図 4-8）。

島田市版ネウボラの背景

　島田市における年間出生数は 628 人（2021 年）であり，年々減少傾向にある。一方，家庭児童相談室への児童虐待相談件数は年々増加している状況であった（図 4-9）。担当保健師が所属する健康づくり課においても，飛び込み出産などの緊急対応ケースやハイリスク家庭への支援が増えていた。また，家族が抱える問題も，子どもの発達や家族関係，夫婦関係（パートナーシップ），経済面，養育者の心身の問題など複雑化し，専門的な知識が必要となるケースが増え，対応に要する時間が増加していた。
　ハイリスク家庭への対応に追われるため，比較的リスク要因が少ない家庭には目が行き届かず，問題が表面化したときにはすでにその問題が大きくなっている，といった悪循環も生じていた。さらに，ハイリスク家庭への対応に偏ることにより，「保健

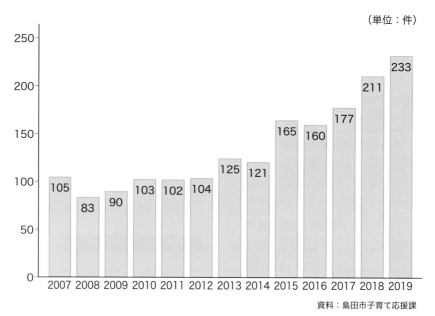

（単位：件）

資料：島田市子育て応援課

図 4-9　島田市児童虐待相談対応件数の年次推移（2007〜2019 年度）

師はハイリスク家庭への支援職」との認識が住民側に芽生え，保健師が訪問すること
で近隣住民に「虐待している家族だと思われてしまう」と，訪問を拒む，居留守を使
う，電話に出ないなどの家庭もあった。そのため，ケース会議は支援方法の検討の場
ではなく，どのように会うかを検討する場になり，これに時間を浪費することとなっ
た。

　その他に，庁内で母子保健に関わる部署の組織の縦割りなどにより，支援が必要な
家族を切れ目なく関係部署につなぐことも不十分であり，関係部署はこれらが課題で
あるとの認識を共有していた。

島田市版ネウボラの契機

　島田市の保健師は，従来のハイリスク家庭との関わりの中で，妊娠期に信頼関係を
築いた母親が産後も保健師を頼って相談に来るなどし，問題が生じても大きくなる前
に対応できることを経験していた。また，母子以外の家族や養育環境も把握している
ことで，必要時に適切な支援につなぎやすいことも経験していた。これらのことか
ら，ハイリスク家庭以外に対しても継続的に関わる仕組みや家族全体への支援を行う
仕組みがあれば，ハイリスク家庭自体を生みにくくなり，問題も深刻化しにくいので
はないかと感じていた。

　そのような中，筆者の横山を講師に招いた研修会に参加する機会があり，研修会で

はフィンランドのネウボラのシステムが，妊娠期から同じ担当保健師による継続支援，父親を含めた家族全体への支援を基盤としていることの学びを得た。これらは前述の保健師の問題意識とよく合致するものであったため，島田市でのネウボラ導入の可能性について，健康づくり課で検討を開始した。

　健康づくり課の保健師は，毎週，ネウボラ導入に向けた検討会を行い，島田市版ネウボラの目指す姿や保健師体制，各母子保健事業の実施方法などに関して議論した。その後，市長はじめ市の上層部に理解を得，2019年度の市政方針として「島田市版ネウボラ」の導入が掲げられた。市内小児科医療機関の医師からも導入に協力したいとの声を得たことも導入に向けての大きな弾みとなった。また同時に，2019年度から横山と共同で島田市へのネウボラ導入の実装研究を開始した。

島田市版ネウボラの構築

準備期

　健康づくり課での議論の段階では，母子保健のシステムを大幅に変えることとなり，負担が大きくなるのではないかといった意見が出され，組織内の意思統一が容易には進まなかった。しかし，全員での議論を重ねることにより，発展的に目標と認識を共有していった。

課題分析会議の開催

　島田市の母子保健事業や子育て支援事業に関係する課は3部5課あるが，顔の見える関係性を構築しており，ケース支援や事業の協力を得やすい状況である。担当保健師制を強化するためには，母子保健や子育て支援事業の見直し，ハイリスクアプローチからポピュレーションアプローチへの転換が求められ，それが「子どものしあわせ」につながるとの認識を関係者で共有した。

　こうした関係者の共通認識の下，筆者と市内小児科医師をアドバイザーに迎え，関係課長，人事課長，担当者で構成する「島田市版ネウボラ課題分析会議」を2019年から立ち上げた。1回目は，筆者がフィンランドと日本の母子保健制度などについて講義した。2回目は，島田市の母子保健・子育て支援事業の現状と課題の抽出，事業の評価指標などについて検討した。3回目は，妊婦面接や健診における担当保健師による面談の取り入れ方について協議した。保健師が軸となりながらも，関係課と連携して必要なサービスにつなぐ体制が必須であることなどについて，回を重ねるごとに認識を深めた。

　後のインタビュー調査では，関係課・関係機関へ協力の必要性を理解してもらうことが大変だったことが示されている。しかし，このときに丁寧に説明したことで，新

体制開始後は関係部署や関係機関との情報共有がスムーズになり，連携強化につながっていった。

島田市版ネウボラの開始

島田市では，2019年からの島田市版ネウボラ開始に当たり，母子保健事業の体制を整備した（図4-10）。開始当初，従来の母子保健から大きく変更した7つのポイントについて以下に示す。

ブロックごとのフォロー体制の構築

担当保健師による継続支援を開始するにあたり，体制構築の準備段階では，「担当だけで対象者をみると見落としが心配でプレッシャーを感じる」「対象について別の視点から見てもらいたい」「新任期でも担当保健師となることに大変さがある」などの意見が出ていた。そのため，地区に配置する複数の保健師をチームとして，チーム内で対象者の対応方法を話合うこと，チームでハイリスク対象者を共有すること，対象者の状況に応じて担当をチーム内で変更することもありうること，チームで新任保健師をフォローすることとした。

島田市では市内を2つの地区（A，Bブロックの2つのブロック）に分け，それぞれをチームとし，リーダー保健師を配置した。各家庭に対して1人の主担当の保健師とハイリスク家庭には1人の副担当を設定し，副担当は，同じブロックの他の保健師が担当することを基本としている。経済的な問題，夫婦（カップル）間の問題など家庭の抱える課題によっては，保健師以外の専門職（助産師，精神保健福祉士）も関わり，多面的に支援できる体制とした。保健師以外の専門職は，ブロックの別を問わないこととした。

チームで対応することで，体制整備前よりストレスが軽減されたことが，後のインタビュー調査を基にした質的研究でも示された[1]。

母子健康手帳交付時における担当保健師名の周知

2019年4月1日の母子健康手帳交付時から，可能な限り担当保健師との顔合わせを行うようにした。母子健康手帳の裏表紙には，その家庭の主担当と副担当の保健師の名前を記載した。さらに，母子健康手帳交付時に手渡す名刺（図4-11）には，似顔絵と，健康づくり課の電話番号登録用QRコードを印字しており，その場で電話番号の登録を依頼している。

また，交付時の妊婦面接では，従来のアンケートを用いた面接を継続し，担当保健師が夫（パートナー）を含めた家族全体の相談をいつでも受けることを伝えている。

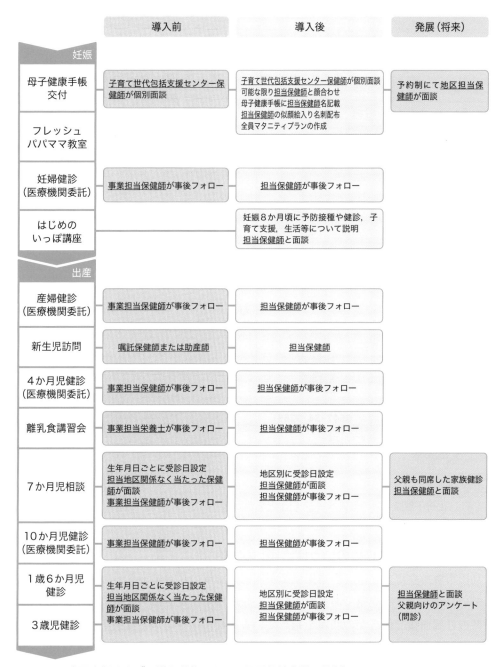

図 4-10　島田市版ネウボラ導入前後における母子保健事業の体制

これにより，利用者に担当保健師が認知され，担当保健師を指名した相談がなされるようになっている。

161

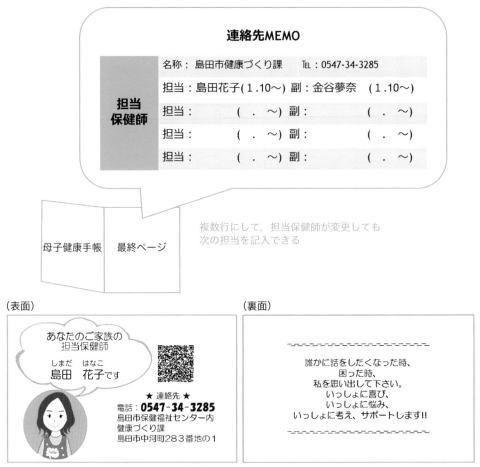

図 4-11　母子健康手帳の最終ページ（上）と名刺両面（下）

両親支援の場「はじめのいっぽ講座」の開始

　島田市版ネウボラでは，担当保健師が個別に家族の相談に応じる体制をいかに構築していくかが大きな課題であった。特に妊娠期は，特定妊婦のように母子健康手帳交付時の妊婦面接で何らかの問題を抱えている妊婦には早期から支援を開始していたものの，問題がない場合は妊娠期に顔を合わせる機会は妊婦面接以外はなかった。そのため，2020 年度の新規事業として，妊娠期における担当保健師と妊婦やその夫（パートナー）との顔合わせの場として，「はじめのいっぽ講座」を開催している（表 4-5，図 4-12）。

　この講座を企画した背景として，島田市において以下の状況があった。

①夫婦そろって担当保健師と顔合わせをする機会がないこと

②妊婦が担当保健師と顔合わせができる機会についても母子健康手帳交付時の妊婦面接のみで，その際でも顔合わせができない場合があること

表4-5　はじめのいっぽ講座の概要

対象者
　妊婦とその夫
目的
　妊娠期から，産後の生活をイメージし，担当保健師と顔の見える関係をつくることで，不安や困りごとの相談がしやすくなり，母子およびその家族が，心身ともに不安定になりやすい出産，産後を，より安心した状況で育児できること
流れ
・受付：アンケート記入（担当：保健師）
・オリエンテーション：流れの説明／アイスブレイク（担当：保健師）
・講話：「お産までの過ごし方」(担当：助産師)／「産後1か月くらいの生活」(担当：助産師)／「愛着形成について」(担当：保健師)
・担当保健師との面談：状況把握・相談／新生児訪問，新生児出生通知書，産婦健診のアナウンス（担当：担当保健師）
・説明用ビデオ鑑賞（リピート上映）：予防接種／子育て支援について（子育てコンシェルジュ，乳幼児相談，コールセンター，自由計測，育児サポーター，子育て支援センター）
・子育てコンシェルジュ相談：マイ支援センターの登録／育児サポーターの申請／保育園等の相談（担当：保育士，幼稚園教諭）

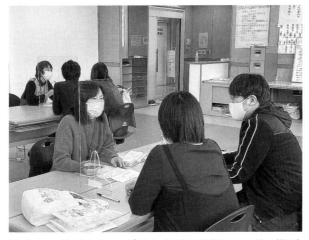

図4-12　はじめのいっぽ講座（担当保健師との面談の様子）

③出産に伴う入院は平均5日ほどで，育児手技を十分習得できず不安が大きいこと
④心身が不安定になりやすい産後1か月までの時期に支援がなく，新生児訪問はその時期以降となること
⑤新生児訪問では説明に時間を要し，相談時間が十分確保できないこと
　「はじめのいっぽ講座」は，こうした状況に対し，妊娠期から，産後の生活をイメージできるよう，おおむね妊娠8か月の初産婦とその夫（パートナー）を対象に，各地区毎月1回開催している。また，担当保健師と顔の見える関係をつくり不安や困りごとを相談しやすくすることを目的としているため，担当保健師の面接はこの講座において重要な位置づけとなる。

「はじめのいっぽ講座」に参加した妊婦の夫からは，「何をどこに相談をして良いのかわからなかったが参加して分かった」「産婦人科には行けないので専門職と話ができて良かった」などの声が聞かれた。担当保健師にとっても，夫婦がそろう場で面談する機会が得られ，夫婦関係（パートナーシップ）や夫の育児協力度など支援に必要な情報を把握できるなどの効果を感じている。

世帯カルテによる家族全体の把握

従来，子どもが出生すると子どもごとに管理票を作成し，生年月日順で管理していたが，家族ごとに管理票を統合した「世帯カルテ」に変更し，学区ごと世帯主の五十音順の管理とした。これにより，きょうだいや保護者の健康状態など家族全体の状況が把握でき，さらに踏み込んだ相談が可能となった。

新生児訪問

島田市版ネウボラで大きく変更した事業に新生児訪問がある（図 4-10）。2018 年度までは，嘱託保健師や助産師がハイリスクケース以外の新生児訪問を担当していた。正規保健師はハイリスク妊婦が出産した場合などに訪問しており，正規保健師による訪問実績は全体の約 1 割未満であったが，これを担当保健師（正規保健師）が行うこととした。2020 年 4 月から 6 月下旬の担当保健師による訪問実績は全体の77.6％であった。また，何らかの理由で担当保健師が訪問できない場合も副担当の保健師などが訪問しており，その結果は主担当の保健師と共有している。さらに，ハイリスク家庭への訪問の場合には，副担当と 2 人で訪問している。

担当保健師による個別面談を含む健診

島田市の乳幼児の健診や相談は，4 か月児健診，10 か月児健診を医療機関に委託しており，7 か月児相談，1 歳 6 か月児健診，3 歳児健診を市の保健センターにおいて集団で実施している。各健診の事後フォローとして，2 歳 3 か月児相談や 3 歳 6 か月児相談などがある。

7 か月児相談，1 歳 6 か月児健診，3 歳児健診は，2018 年度までは生年月日で分けて月 2 回実施していたが，担当保健師はハイリスク家庭を面談することはあっても，それ以外の家庭は受付順で当たった保健師が面談を行っていた。このため，担当保健師がすべての担当家庭と面談する方策を検討した。

まず，各健診において，受付，計測，小児科診察，歯科検診，保健師の面談など各工程の平均所要時間を算出した（表 4-6）。保健師の面談時間は「異常なし」か「要観察」かで所要時間が異なり，要観察では 1 時間を超えることがあった。また，受付順が遅いと，受付から終了まで 3 時間以上もかかることがあった。把握できた所要時間

表 4-6　島田市における従来の健診の所要時間（3歳児健診の例）

受付番号	計測開始時刻	歯科検診開始時刻	小児科診察開始時刻	面接までの待機時間	面談時間
1	12：54	13：02	12：58	0：06	0：22
2	12：55	13：04	13：00	0：06	0：20
3	12：56	13：06	13：03	0：02	0：19
4	12：57	13：12	13：10	0：06	0：14
5	12：58	13：19	13：12	0：11	0：12
6	13：00	13：23	13：17	0：10	0：23
7	13：03	13：26	13：20	0：09	0：18
8	13：04	13：36	13：29	0：06	0：30
9	13：07	13：13	13：26	0：15	0：37
10	13：08	13：16	13：32	0：10	0：18
11	13：09	13：10	13：34	0：11	0：25
12	13：11	13：11	13：38	0：10	0：22
13	13：13	13：17	13：41	0：29	0：25
14	13：14	13：20	13：43	0：19	0：29
15	13：15	13：21	13：46	0：18	0：14
16	13：16	13：21	13：49	0：14	0：21
17	13：17	13：25	13：53	0：32	0：23
18	13：18	13：24	13：59	0：31	0：50
19	13：19	13：27	14：02	0：25	0：58
20	13：20	13：28	14：06	0：25	0：14
21	13：21	13：30	14：09	0：19	0：20
22	13：23	13：31	14：12	0：13	1：25
23	13：25	13：34	14：15	0：20	0：27
24	13：26	13：35	14：19	0：26	0：25
25	13：27	13：38	14：23	0：29	0：23
26	13：28	13：38	14：26	0：26	0：18
27	13：29	13：40	14：29	0：31	0：15
28	13：30	13：42	14：33	0：37	0：30
29	13：31	13：46	14：37	0：36	0：17

平均所要時間
計測　1分
歯科検診　2分
小児科診察　3〜5分

平均面接時間
異常なし　20分
要観察　45分

この回では，対象者全員の受け付け時間を 12：45〜13：15 として設定して周知し，会場での受付順に，「計測」「歯科検診」「小児科診察」「保健師の面談」の順に進めていた。
「計測」「歯科検診」「小児科診察」は連続する工程で待機時間は発生しないが，「小児科診察」から「保健師の面談」の間には待機時間が発生していた。

を参考に，担当保健師が個別面談を実施する時間配分や工程の最適化を検討した。

　これまでは各家庭一律の受付開始としていたが，担当保健師が効率的に個別面談を行えること，対象家庭の待機時間が発生しにくいことを考慮して，家庭ごとに受付時間を分散させる方法をとることとした（図 4-13）。対象家庭には事前にはがきで健診日と時間帯を通知することとした。この方法では，来場者数を制限することができ，COVID-19流行下の3密回避の点でも有効なことから，医師会や歯科医師会の協力

時間	受付 (事務担当)	計測 (非常勤①)	歯科 (10分)	小児科診察 (20分)	保健師① (20分)	保健師② (20分)	保健師③ (20分)	保健師④ (20分)	保健師⑤ (20分)	保健師⑥ (20分)	非常勤 保健師②	栄養相談 (10分)
12：40	A 1～6											
12：45		A 1～6										
12：50												
12：55	B 7～12											
13：00		B 7～12	AとB 1～12	A 1～6	1	2	3	4	5	6		
13：05												
13：10	C 13～18											
13：15		C 13～18	C 13～18	B 7～12	7	8	9	10	11	12		1～6
13：20												
13：25												
13：30	D 19～24			C 13～18								
13：35		D 19～24	D 19～24		13	14	15	16	17	18		7～12
13：40												
13：45												
13：50	E 25～30			D 19～24								
13：55		E 25～30	E 25～30		19	20	21	22	23	24		13～18
14：00												
14：05												
14：10	F 31～36			E 25～30								
14：15		F 31～36	F 31～36		25	26	27	28	29	30		19～24
14：20												
14：25												
14：30				F 31～36								
14：35					31	32	33	34	35	36		25～30
14：40												
14：45												
14：50												
14：55												31～36
15：00												
15：05												
15：10												
15：15												
15：20												

Aグループ 受付：12：40	Bグループ 受付：12：55	Cグループ 受付：13：10	Dグループ 受付：13：30	Eグループ 受付：13：50	Fグループ 受付：14：10

図4-13　健診スケジュールの例（1歳6か月児健診）

もスムーズに得られた。その結果，1歳6か月児健診，3歳児健診は，段階的に2021年度以降の導入を目指していたが，7か月児相談に加え2020年度から健診を時間指定により受診してもらうこととした。

　健診時間を指定した当初は午後の早い予約時間の対象者からは，時間変更希望の電話が入り，その調整に担当者は苦慮していたが，健診時間の短縮や，駐車場が混まないなどの，メリットも出ている。導入当初は予約時間以外の時間に来所されたり，初めてのことで要領が得られなかったりと多少の混乱は見られたが，その都度修正してきたことで，受診率はほぼ100％となっている。

　現在では母子健康手帳交付時の妊婦面接，はじめのいっぽ講座，7か月児相談など

でも面談の機会がある。このため，1歳6か月児健診のころには，保健師は担当家庭の困りごとや確認すべきポイントが把握できており，従来のように異なる面談者が同じ質問を繰り返すようなことがなくなり，利用者の負担も軽減された。また，顔見知りの関係になることでリラックスして受診できるようになっている。

　また，地区別に乳幼児の健診や相談が開催されるようになったことで，利用者からは「同じ地域の母親たちと健診で会えて嬉しい」「担当の保健師さんに相談できて安心する」との声も聞かれている。また，これらの保健事業の時間指定制を導入し，ブロックの保健師の人数にあわせて受付時間を分散し，かつ乳幼児の健診や相談の内容や流れを整理したことで，これらの事業に必要な人員を整理することもできた。

　なお，地区担当保健師の個別面談の内容としては，発育・発達に関する相談・指導，保健指導（母乳栄養のサポート，離乳食の進め方，子どもの健康増進，予防接種の受け方，など），安全な環境整備・事故防止の指導，生活支援，育児支援，虐待が疑われる身体所見や養育状況の確認としている。また，個別面談などで，一定以上の時間を要するケースは後日対応することとしている。

母子保健情報などの行政情報や各種手続きのデジタル化

　島田市では，島田市版ネウボラの導入後，母子保健情報などの記録のデジタル化や利用者のサービス利用時の各種手続きのデジタル化を進めている。

保健師の事務手続きの時間を削減するための取り組み

　保健師が管理する情報のデジタル化の一つとして，家庭訪問などの記録時のモバイルパソコン使用が挙げられる。島田市版ネウボラの導入前の家庭訪問時には，紙媒体での記録票を持参し記録し，保健センターに戻るとそれを基に改めて電子カルテに入力しており，二重に手間が掛かっていた。島田市版ネウボラの導入後は，これを解消するため家庭訪問時にモバイルパソコンを持参し，モバイルパソコン上の電子カルテに直接入力している。これらにより，保健師の事務作業量が2021年度には2018年度と比べて1.5日削減できた。

デジタルを活用した子育て支援プラットフォーム

　利用者のサービス利用時の各種手続きのデジタル化の一つとして，子育てプラットフォーム*の構築が挙げられる（図4-14）。

＊　子育てに関する利用者の情報をクラウド管理し，利用者がそこにアクセスすることで情報閲覧や各種登録申請などが行えるサービスである。従来は郵送で受け取っていた健診通知，各種申請，相談などの連絡を，スマートフォンのウェブブラウザ上などで行える。利用者のマイページでは，住基情報に島田市が管理する各家庭の子育て情報を紐づけたデータベースから必要な情報が抽出されたものが閲覧できるようになっている。利用者が登録をすることにより，新たな情報登録や申請，通知の受け取りなどができるようになる。担当保健師へのチャート相談，簡単な育児日誌の記録の機能を持つ。

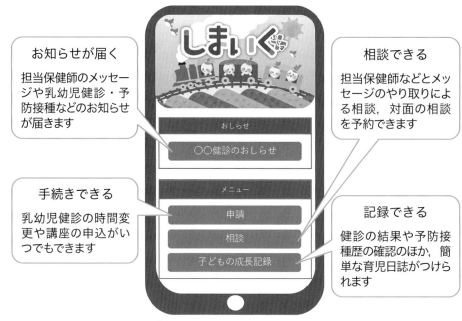

お知らせが届く

担当保健師のメッセージや乳幼児健診・予防接種などのお知らせが届きます

手続きできる

乳幼児健診の時間変更や講座の申込がいつでもできます

相談できる

担当保健師などとメッセージのやり取りによる相談，対面の相談を予約できます

記録できる

健診の結果や予防接種歴の確認のほか，簡単な育児日誌がつけられます

おしらせ

〇〇健診のおしらせ

メニュー

申請

相談

子どもの成長記録

図4-14　島田市子育て支援プラットフォーム（利用者の携帯画面）

災害と担当保健師制

　COVID-19流行下において，外出自粛の求めから妊産婦や乳幼児の保護者の間で不安が強まることが予測された。このため，2020年4月下旬から2週間の期間において，母子健康手帳交付から妊娠23週までの妊婦およそ100人に対し，担当保健師が電話相談を実施した。突然の電話であったため，利用者からは「こんなことでも電話をしてくれるのですね」との驚きや喜びの声が多くあった。また，7か月児相談を中止したため，7か月児を持つ家族を対象に担当保健師が電話相談を実施した。家族と担当保健師はそれまでに何度か面会しているため，スムーズに電話相談ができている。今回，担当保健師による継続支援は災害時の支援としても有効であることを感じた。

他機関への周知と連携

　島田市版ネウボラが開始して以降，関係機関への周知もさらに促している。地区ごとに地域子育て支援センターへの定期的な情報交換会などを行っており，子育て支援センターに来所した気になる親子については，子育て支援センター担当者から担当保健師に直接連絡が入るようになった。医療機関からも「担当保健師はだれか」との問合せが入り，スムーズに相談を受けることができている。

顔の見えない保健センターへの相談 ⇔ 顔のわかる担当保健師への相談

従来の母子保健	島田市が目指す親子保健	期待する効果
【医療モデル】 スクリーニングから必要な支援につなげる	**【子育て支援】** 誰もが支援を受ける	・問題の早期発見，予防，介入につなぐことができる。
【ハイリスク】 緊急対応の増加，対応にも時間を要する	**【ポピュレーション】** 担当保健師がすべての子育て世帯を受け持つ	・担当保健師が妊娠期から個別に相談に応じることで，お互いに信頼関係を構築しやすくなる。
母子中心の支援	**家族（父も含めた家族）を支援**	
集団での支援	**個と個の支援**	
同じ保健師ではない 場面場面で対応する保健師が違う	**同じ保健師である** 子育て世帯ごとに担当保健師を配置	・顔の見える関係を構築することで相談しやすい環境が整備できる。
虐待相談は増加	**虐待相談は横ばい，減少**	
母子保健，子育て支援に関わる課が複数あり，相談先がわかりにくい	**まずは担当保健師に相談**	・関係機関が直接担当保健師に連絡ができる。

図 4-15　島田市版ネウボラ導入前後の比較と期待する効果

島田市版ネウボラの効果と今後の展望

島田市版ネウボラの導入後の大きな効果の一つとして挙げられることは，保健師の意識の変化である（図 4-15）。これまで，担当保健師はハイリスク家庭の母子を中心に支援してきた。一方，2019 年からは島田市版ネウボラとして担当保健師が担当地区（A・B ブロック）に在住するすべての家族を継続的に支援する体制に転換したことで，保健師は父親を含めた家族全体を支援する認識と責任を強めている。父親と会う機会をつくるために，妊娠期には「はじめのいっぽ講座」を開催し，7 か月児相談や健診に父親も参加できるような周知方法や内容，その他の講座の開催などを検討している。特に，7 か月児相談は 2022 年 10 月から「7 か月の Family Day」と名称を変更し，父親の参加を促している。また，母子保健事業に生活習慣病予防など健康づくりの視点も盛り込み，家族全体への支援の場としてさらに事業を活用していくことを検討している。

健診会場で，住民から「担当保健師さんですよね」と声を掛けられるなど，住民の認知は着実に上がっている。また，出産した母親から「生まれました」との連絡があるなど，担当保健師のやりがいやモチベーション向上につながっている。さらに，導入の一環として，従来，嘱託保健師や助産師が行っていた新生児訪問を担当保健師が

行うことを基本的な業務としたが，以前に比べ受け入れが良くなり訪問しやすくなっている。保護者や関係機関にとって直接連絡できる担当保健師の存在はメリットが大きく，安心感につながっているようである。

　今後，担当保健師がより認知されることで，身近な存在として住民に寄り添った支援を実現し，リスクの低減と，早期発見・支援を目指していきたい。

文献

1）横山美江，畠山典子，他：継続支援システムを取り入れた自治体における保健師の母子保健活動への認識の変化：フィンランドのネウボラの基盤システムの導入．日本公衛誌，69（5）：357-367，2022.

島田市版ネウボラにおける担当保健師の継続支援システム導入の効果

横山美江

　日本の多くの自治体における母子保健事業は，ハイリスクケースを除いてその時々の保健事業で住民（母子）に対応する保健師が異なっている。「Ⅳ. フィンランドの基盤システムを取り入れた島田市版ネウボラの構築」（p.156）で紹介した島田市の場合も，島田市版ネウボラの導入前は，保健事業ごとに住民に対応する保健師が異なっていた。また，ハイリスクケース以外は，新生児訪問も，担当保健師ではなく，嘱託の保健師や助産師が行っていた。

　このため，島田市版ネウボラを開始したことにより，どのような効果があったかを検証する必要がある。住民側から見た効果と保健師側から見た効果について検証する必要があるが，住民側から見た効果については，妊娠中から育児期までの継続支援を経た長期の調査を要するため現在調査段階である。そのため，本項では保健師から見た効果について紹介する。

　保健師にインタビュー調査を実施し，質的研究としてまとめた[1]。その結果，担当保健師による継続支援開始前後で母子保健活動に対して保健師の認識の変化が生じていることが明らかとなった。なお，以降に【　】で示す部分は，本調査においてカテゴリーとして抽出された要素である。

担当保健師による継続支援システム導入前の保健師の認識

　担当保健師による継続支援システムの導入以前における保健師は，【ハイリスクケースを中心とした継続的な対応】を行い，【対象者のリスクに注力】しながら活動していた（表4-7）。

　しかしながら，【ハイリスクケース以外の子どもを持つ家族に対しては保健事業ごとの点での関わり】であるため，対象者の状況が見えづらく，対象者にどのように関わればよいかと悩みつつも，実際は【その場しのぎの対応】にならざるを得ない状況であったことが示されていた。

　このような状況で，保健師は，ハイリスクケース以外の対象者に対しては【積極的に介入することに躊躇】していた。フィンランドの保健師活動に関する研究[2]では，よりよい支援を実施するためには保健師と対象者の信頼関係が重要であると指摘しているが，おそらく保健事業ごとの点での関わりだけでは保健師と対象者との信頼関係を構築することが難しく，その結果，保健師はハイリスクケース以外の対象者への介

表4-7　担当保健師による継続支援システム導入前の保健師の認識

カテゴリー	サブカテゴリー
ハイリスクケースを中心とした継続的な対応	支援が必要なケースには継続的に関わってきた ハイリスクケースに対しては手厚く対応していた 事業ごとに担当した保健師同士の連携があった
対象者のリスクに注力	ハイリスクケースは，時間との闘いで動いていた 保健師が気付かない対象者には予防的なアプローチができていなかった 対象者のリスクや心配な部分ばかりを見ていた
ハイリスクケース以外の対象者への点での関わりによるその場しのぎの対応	ハイリスクケース以外の対象者との関わりはその時々だけの点での関わりだった 事業で会う対象者にはその場しのぎの対応であった
積極的に対象者に介入することに躊躇	対象者との関わりを悩んでいた 対象者が見えづらく，介入することに躊躇していた 気になる対象者がいても，自ら積極的に動かなかった

入を躊躇していたと推察される。

担当保健師による継続支援システム導入後の保健師の認識

ハイリスクケース以外の家族に対する積極的対応

　担当保健師の継続支援システム導入後は，担当保健師としてハイリスク家庭以外の家庭に対しても個別性をより具体的に認識できるようになり，【継続支援による信頼関係から生じる対象者の変化に応じた対応】ができるようになっていた（表4-8）。さらに，継続して関わることにより，顔色や口調，声のトーンなどで【対象者のささいな変化への気付き】を得ることができるようになっていた。

　保健師は，対象者との信頼関係ができているため，積極的に関われるようになったと感じており，自分のケースという自覚があるからこそ積極性が生まれたと認識していた。また，もう少しすべての母親と密に関われる機会を持ちたいと希望し，【担当保健師としての積極的な対応】に意欲を示していた。このように，日本においても担当保健師による継続支援は，Tuominenらの報告[3,4]と同様，保健師に家庭訪問など積極的な支援を促進する効果が認められると言える。また，このような保健師の積極的支援は，対象者との信頼関係が構築されたうえで，促進されることも指摘されている[2]。

早期からの継続的な予防的介入

　担当保健師による継続支援システムの導入後，保健師は，これまでアプローチができていなかった母親を早い段階で継続支援でき，担当保健師と話す中で，母親の不安が解消されることや困ったことがあれば母親から早めに連絡が入るようになることを

表 4-8　担当保健師による継続支援システム導入後の保健師の認識

カテゴリー	サブカテゴリー
継続支援による信頼関係から生じる対象者の変化に応じた対応	継続して関わることにより，信頼関係ができ，対応しやすくなる
	継続支援によるより親身になった関わりができる
	個別性をより具体的に意識できるようになった
対象者のささいな変化への気付き	継続して関わることにより，対象者の状況を比較できる
	顔色や口調，声のトーンなどで母親のささいな変化に気付く
担当保健師としての積極的な対応	対象者との信頼関係ができているため，積極的に関われるようになった
	自分のケースという自覚があるからこそ積極性が生まれた
	もう少しすべての母親と密に関われる機会を持ちたい
早期からの継続的な予防的介入	早い段階から対象者と継続的につながることができる
	これまでアプローチができていなかった母親や児に対応できている
	ハイリスクになる前に介入できている
	担当保健師と話す中で，母親の不安が解消される
	困ったことがあれば母親から早めに連絡が入るようになった
	通常のケースへの丁寧な関わりが虐待予防につながる
児の成長や育児スキルの上達への喜びを母親と共感	児の成長を実感できる
	継続して関わることで，児の成長や育児の上達を母親と喜び合える
保健師としての喜びとやりがい	保健師らしい仕事が増えた
	対象者から頼られ，楽しみながら仕事ができる
	気持ちを入れて仕事ができることで，やりがいを感じる
	対象者を身近に感じるようになり，やりがいを感じる
対象者への直接的な支援の増加による忙しさ	席にいる時間が少なくなったことで忙しくなった
	電話，訪問，面談の増加とそれに伴う事務処理が増えた
保健師（専門職）としてのスキルアップ	母親の求めに応えられるようにスキルを上げたい

経験し，【早期からの継続的な予防的介入】の効果を認識していた。フィンランドの保健師活動に関する研究においても，担当保健師による継続支援が子どもを持つ家族の日常生活や子育てで生じる課題を家族とともに早い段階で効果的に解決できていることが報告されている[5-7]。このように，地域に在住する就学前のすべての家族への担当保健師による継続支援は，早期からの予防的介入を促進する可能性が高いと言える。

保健師活動への喜びとやりがい

　保健師は，就学前のすべての家族を担当保健師が継続支援することで，【児の成長や育児スキルの上達への喜びを母親と共感】し合えるようになっていた。また，導入後は，保健師らしい仕事が増え，対象者から頼られ楽しみながら仕事ができ，かつ気持ちを入れて仕事ができるようになり，結果として【保健師としての喜びとやりがい】を感じながら活動していた。このような児の成長や育児スキルの上達への喜びを母親と共感するという要因は，フィンランドのネウボラの基盤である担当保健師による継続支援システム導入前には抽出できなかった要素である。保健師は，継続支援に

より，【対象者への直接的支援の増加による忙しさ】を感じていたものの，【専門職としてのスキルアップ】の必要性も強く感じるようになっていた。このように，担当保健師による継続支援システムは，保健師にとって忙しいながらも，家族から頼られ楽しみながら仕事ができることで，保健師活動へのモチベーションの向上にもつながるシステムであると言える。

文献

1）横山美江，畠山典子，他：継続支援システムを取り入れた自治体における保健師の母子保健活動への認識の変化：フィンランドのネウボラの基盤システムの導入．日本公衛誌，69（5）：357-367，2022．

2）Paavilainen E, Astedt-Kurki P：The client-nurse relationship as experienced by public health nurse：Toward better collaboration. Public Health Nursing, 14（3）：137-142, 2007.

3）Tuominen M, Kaljonen A, et al：Relational continuity of care in integrated maternity and child health clinics improve parents' service experiences. Int J Integr Care, 14：e029, 2014.

4）Tuominen M, Kaljonen A, et al：Does the organizational model of the maternity health clinic have an influence on women's and their partners' experiences？ A service evaluation survey in Southwest Finland, BMC Pregnancy Childbirth, 12：96, 2012.
http://www.biomedcentral.com/1471-2393/12/96/

5）Lauri S：Health promotion in child and family health care：the role of Finnish public health nurses. Public Health Nurs, 11（1）：32-37, 1994.

6）Tarkka M T, Paunonen M, et al：Social support provided by public health nurses and the coping of first-time mothers with child care. Public Health Nurs, 16（2）：114-119, 1999.

7）Häggman-Laitila A, Euramaa K：Finnish families' need for special support as evaluated by public health nurses working in maternity and child welfare clinics. Public Health Nurs, 20（4）：328-338, 2003.

索引